Médecine européenne, Médecine chinoise,
Médecine traditionnelle africaine

5-7, rue de l'Ecole-Polytechnique, 75005 Paris

www.harmattan.com

ISBN : 978-2-343-12036-2
EAN : 9782343120362

Olivier Nkulu Kabamba

Médecine européenne, Médecine chinoise, Médecine traditionnelle africaine

Leur face-à-face aujourd'hui en Afrique

L'Harmattan

*

Intéressé au plus haut point par les soins de santé en Afrique (voir à ce sujet mes précédentes publications, entre autres mes deux livres « *Les médecins en Afrique et la sorcellerie : une herméneutique de leur rencontre* » (Paris, Harmattan, 2014), « *Ethique médicale en Afrique : conflits d'intérêts et conflits des valeurs dans les pratiques des médecins* » (Paris, Harmattan, 2014), sur le terrain, je m'aperçois que, dans le quotidien des soins de santé des Africains en milieu urbain, se vit désormais, avec ou sans heurts, un intéressant face-à-face ou un côte à côte observable entre la médecine européenne et la médecine chinoise. Ces deux médecines originairement étrangères à l'Afrique sont l'une et l'autre positionnées dans les anses d'une Afrique où la médecine traditionnelle africaine trouve grandement ses marques. La coexistence de ces trois médecines sur le continent africain fait partie de la pluralité des soins de santé qui y règne. Autrement dit, à certains endroits en Afrique, surtout dans les grandes villes, on assiste à un intéressant face-à-face ou un côté-à-côte entre la médecine chinoise, la médecine européenne et la médecine traditionnelle africaine. Dans cet ouvrage, en tant que promoteur de plusieurs centres de santé et acteur de terrain formé en santé publique et en médecine tropicale habitué à observer la pratique des soins de santé en Afrique, mon regard est une prospection dans le face-à-face qui se vit entre la médecine chinoise, la médecine européenne et la médecine traditionnelle africaine. Le face-à-face entre ces trois médecines me semble porteur d'espoirs raisonnables, mais surtout, comporte, hélas, plusieurs pertinentes interrogations et des nombreux défis par rapport aux soins médicaux offerts aux populations africaines en milieu urbain. En effet, le pluralisme médical en Afrique montre que dans tous les pays de ce continent, existe désormais un système de soins de santé devenu de plus en plus syncrétique, hybride et pluriel. De la médecine traditionnelle africaine à la médecine chinoise en passant par la médecine européenne, les Africains des grandes villes vont de l'une à l'autre suivant les opportunités et leur pouvoir d'achat, suivant leur vision du monde et leur situation sociale, suivant les rumeurs et les humeurs. Ce large choix dans le recours aux différentes expertises en soins de santé, surtout dans les grandes villes africaines, présente des inconvénients tout comme des avantages qui méritent d'être prospectés dans le cadre de ce que j'appelle « l'hybridation africaine » des soins de santé[1]. Vu l'implantation et le déploiement important de la médecine chinoise sur le continent africain, il me semble intéressant et pertinent d'examiner l'actualité des questions que soulève le face-à-face entre la médecine chinoise, la médecine européenne et la médecine traditionnelle africaine. En effet, en soins de santé offerts aux populations africaines dans les villes, la médecine

[1] Cf. LUDOVIC LADO (dir), *Le pluralisme médical en Afrique. Hommage à Éric de Rosny*, Paris, Karthala et PUAC, 2011.

européenne reste dominante par rapport à la médecine chinoise, l'actuel rapport de force encore inégal sur le terrain entre ces deux médecines originairement étrangères à l'Afrique restera-t-il ainsi ou bien va-t-il connaître d'autres équilibres ou d'autres évolutions ? Se développant de plus en plus en Afrique, la médecine chinoise y sonne-t-elle déjà ou sonnera-t-elle dans un avenir proche le glas du recul de la médecine européenne ? Quels sont aujourd'hui les signes annonciateurs d'une telle perspective ? Quels sont les facteurs qui peuvent être jugés comme déterminants et pertinents capables d'influencer une telle perspective ? Quels ajustements et quelles stratégies peut-on mettre en place pour garder et préserver les grands atouts indéniables de la médecine européenne présente en Afrique voici déjà plusieurs siècles et qui a fait preuve d'efficacité indubitable ? Dans la foulée de ces questions, je me demande également : l'avènement de la médecine chinoise en Afrique est-il une menace ou une chance pour le redéploiement de la médecine traditionnelle africaine ? Quels atouts obtiendrait-on en faisant collaborer les trois médecines, à savoir la médecine européenne, la médecine chinoise et la médecine traditionnelle africaine ?

Acupuncture, massage et pharmacopée sont les trois mots-clés de la médecine traditionnelle chinoise qui, désormais en Afrique, côtoie la médecine européenne dite « médecine des Blancs » et la médecine traditionnelle africaine dite « médecine de chez nous ». La médecine chinoise souvent pointée du doigt pour son manque de rigueur scientifique tout comme la médecine traditionnelle africaine, obtient pourtant, selon les témoignages, des résultats qui attirent de plus en plus des malades dans le monde et notamment en Afrique où elle se développe de plus en plus. Outre l'expertise de la médecine européenne et de la médecine traditionnelle africaine, les Africains découvrent l'expertise chinoise en matière des soins de santé. On assiste même à une augmentation croissante du nombre des riches africains malades qui vont se faire soigner en Chine. Ces phénomènes annoncent-ils des nouveaux équilibres sur le plan des soins de santé en Afrique ? Autrement dit, la croissance du nombre des Africains qui vont en Chine pour se faire soigner et l'expansion soutenue de la médecine chinoise dans les villes africaines annoncent-elles dans ces pays le ballottage de la médecine occidentale ou un rééquilibrage raisonnablement profitable à la médecine traditionnelle africaine ? L'option pour certains Africains de villes de recourir uniquement et systématiquement à la médecine chinoise et à la médecine traditionnelle africaine pour soigner leurs maladies constitue-t-elle un signal annonçant le ballottage défavorable de la médecine européenne en Afrique ? La pénétration lente, mais sûre de la médecine chinoise en Afrique va-t-elle redessiner substantiellement la configuration des soins de santé surtout lorsqu'on connaît le désappointement des Africains pour la cherté de la médecine occidentale présente sur le continent voici déjà plusieurs siècles ? Désormais, dans tous les pays africains, plus particulièrement dans les grandes villes africaines, la médecine chinoise côtoie allègrement la médecine européenne et la médecine traditionnelle africaine, de telle manière qu'on peut pertinemment se poser la question suivante : en Afrique aujourd'hui, l'implantation de la médecine chinoise y annonce-t-elle le recul de la médecine occidentale et constitue-t-elle une menace contre la médecine traditionnelle africaine ? Quel type d'équilibre sera favorisé par son impact et son apport sur le marché africain des soins de santé ? Quel avenir peut-on désormais envisager pour chacune de ces trois médecines sur le continent africain ? Et principalement, quel statut aura désormais la médecine européenne par rapport à la médecine chinoise sur le continent africain ? La médecine européenne restera-t-elle encore la référence principale et la norme en matière des soins de santé ? Va-t-on indubitablement vers un nouvel équilibre ? Pour les spécialistes des soins de santé en Afrique, tout comme pour les programmes des soins de santé sur le continent africain, ces nombreuses et pertinentes questions méritent désormais une attention particulière. Ces questions valent la peine d'être examinées, car elles sont de grand intérêt tant pour les Européens que pour les Chinois intéressés par l'Afrique. Ces questions sont aussi d'un grand intérêt pour les Africains eux-mêmes, dans la mesure où les nouveaux équilibres qui se dessinent en matière des soins de santé apportent son lot d'innombrables incertitudes, mais aussi, dessinent un horizon des nombreux défis à maîtriser. Dans tous les cas, dans une Afrique désormais « plurielle »[2] sur le plan d'expertises étrangères en soins de santé comme elle l'est maintenant, ces questions méritent qu'on s'y arrête pour découvrir les défis qu'elles comportent et les

[2] « L'Afrique plurielle » : expression évocatrice de l'ouvrage collectif *L'Afrique plurielle, l'Afrique actuelle. Hommage à Georges Balandier*, Paris, Karthala, 1986. Ont participé à cet ouvrage : A. Adler, G. Althabe, J-L Amselle, M. Augé, J-C Barbier, J. Bazin, P. Bonafé, J. Copans, G. Dupré, N. Echard, J-M. Gibbal, G. Gosselin, M. Izard, M. Le Pape, A. Marie, C. Meillassoux, J-P. Olivier de Sardan, C-H. Perrot, M H. Piault, P-P. Rey, B. Schlemmer, E. Terray, C. Vidal, J-F. Vincent.

espoirs raisonnables envisageables. Autrement dit, cette diversification des médecines étrangères en Afrique mérite attention, car, tout en suscitant des interrogations, elle est indubitablement porteuse des avantages qu'il faut cibler. Pour ma part dans cette œuvre de prospection, je voudrai zoomer sur l'actualité des rapports entre la médecine traditionnelle africaine, la médecine chinoise et la médecine européenne, et leur déploiement dans les villes africaines, avec en soubassement deux questions principales : la première, se développant de plus en plus en Afrique, la médecine chinoise met-elle en déséquilibre ou en péril la médecine européenne et ses atouts ? Quels peuvent être aujourd'hui les signes annonciateurs d'une telle perspective ? La deuxième, le déploiement de la médecine chinoise en Afrique est-il une menace ou une chance pour le redéploiement de la médecine traditionnelle africaine ? Mon travail de prospection est principalement porté par l'intérêt que suscite l'examen de ces deux questions complexes.

Dans cette œuvre de prospection menée dans le face-à-face qu'on observe dans les grandes villes africaines entre la médecine européenne, la médecine chinoise et la médecine traditionnelle africaine, mon propos est structuré autour des quatre grands points qui sont : le premier, il s'agit de mon regard sur ***la trajectoire historique respective*** de chacune de ces trois médecines sur le continent africain : la trajectoire historique de la médecine européenne en Afrique, la trajectoire historique de la médecine traditionnelle africaine et la trajectoire historique de la médecine chinoise en Afrique. Le deuxième point, il s'agit de mon regard sur **le face-à-face qu'entretiennent ces trois médecines sur le terrain de**

la considération mutuelle, la manière dont chacune considère l'autre. Il s'agit d'analyser la complexité des regards croisés : quel regard la médecine européenne porte sur la médecine chinoise et sur la médecine traditionnelle africaine ; de même, quel regard la médecine traditionnelle africaine porte sur la médecine européenne et la médecine chinoise ; et enfin, quel regard la médecine chinoise porte sur la médecine traditionnelle africaine et la médecine européenne. Le troisième point, il s'agit de mon regard sur **les préalables pour une possible collaboration et une éventuelle complémentarité entre ces trois médecines** dans les soins de santé en Afrique. Le quatrième et dernier point, il s'agit de mon regard sur **les défis respectifs de chacune de ces trois médecines,** à savoir, les défis de la médecine traditionnelle africaine en Afrique, les défis de la médecine européenne en Afrique, les défis de la médecine chinoise en Afrique.

PREMIÈRE PARTIE

La médecine européenne, la médecine chinoise, la médecine traditionnelle africaine : leur respective trajectoire historique en Afrique

Appuyé sur mon expérience de promoteur de plusieurs centres de santé, en tant qu'acteur formé en médecine tropicale et en santé publique, poser mon regard sur l'intéressant face-à-face que vivent dans les grandes villes africaines la médecine chinoise, la médecine européenne et la médecine traditionnelle africaine m'amène tout d'abord à faire une prospection dans l'histoire africaine de ces trois médecines. Il s'agit principalement de scruter la trajectoire historique de chacune de ces trois médecines qui se pratiquent en Afrique.

1.1. La trajectoire historique de la médecine européenne en Afrique

L'Afrique est entrée en contact avec la médecine européenne en plusieurs phases successives : tout d'abord, par la voie des grandes explorations de l'Afrique par les Européens, c'est la période dite des « découvertes et explorations » ; ensuite, par le commerce triangulaire Europe-Afrique-Amérique (Nouveau Monde), c'est la période dite de « l'esclavage des Noirs », enfin, par la voie de la colonisation et de la christianisation de l'Afrique par les nations européennes. En ce qui concerne la phase primordiale, c'est-à-dire, la période des grandes explorations de l'Afrique par les Européens, la médecine européenne arrive en Afrique par le savoir-faire des explorateurs européens. On peut citer ici l'exemple du célèbre explorateur, le médecin écossais David Livingston (1813-1873)[3]. Les explorateurs européens apportent en Afrique qu'ils découvrent un savoir médical rudimentaire pour se soigner eux-mêmes durant leur traversée du continent. Leur savoir ne bénéficie pas aux Africains dans la mesure où la rencontre se déroule dans un contexte de curiosité réciproque ; les explorateurs européens ne s'attardent pas à comprendre comment les Africains se soignent lorsqu'ils sont malades ; les Africains eux aussi regardent avec curiosité voire avec méfiance la façon de se soigner de ces personnages étranges que sont les « Mindele » (les hommes blancs, les personnes de type européen). La médecine européenne prend réellement pied

---

[3] David Livingstone (1813-1873) était un médecin, missionnaire protestant et explorateur écossais qui contribua à la fois au développement et à la promotion de l'empire commercial britannique d'une part, à la lutte contre la Traiteesclavagiste et à l'évangélisation du sud du continent africain d'autre part. Il participa au mouvement d'exploration et de cartographie de l'intérieur du continent africain précédant le « partage de l'Afrique » entre grandes puissances européennes. Il fut notamment le premier Européen à découvrir la vallée du Zambèze et consacra une partie de sa vie à rechercher les sources du Nil. Cf. ANNE HUGON, *L'Afrique des explorateurs : Vers les sources du Nil,* Paris, Gallimard, coll. « Découvertes Gallimard », 1991.

en Afrique lors de l'exploitation de l'Afrique et des Africains par les Européens durant la période de l'esclavage et la période de la colonisation. Lors du commerce triangulaire Europe-Afrique-Amérique (Nouveau Monde), c'est-à-dire, la période dite de « l'esclavage des Noirs », époque durant laquelle la curiosité scientifique et l'esprit missionnaire chrétien de la période des découvertes et explorations ont rapidement été subordonnés à des considérations mercantiles, notamment le commerce des matières premières alimenté par la Traite des Noirs, la médecine européenne est développée et mise à profit pour Traiter les esclaves déportés en Amérique et en Europe. Il fallait soigner les Nègres pour qu'ils arrivent en bonne forme en Amérique où ils devaient être vendus. Comme on le sait, le prix de l'esclave était fixé en fonction de son état physique. Il fallait aussi soigner les esclaves pour qu'ils ne contaminent pas les Blancs, c'est-à-dire, leurs maîtres. C'est aussi la période où l'on assiste aux premières expérimentations scientifiques et médicales sur les Noirs. À l'abolition de cette Traite qui a duré plusieurs siècles[4], cette période fut suivie par l'ère de

[4] La Traite des Noirs a débuté au 16ème siècle pour s'achever au 19ème siècle après la Révolution française. Donc pendant près de quatre siècles, des millions d'êtres humains ont été arrachés avec violence au continent africain et conduits comme des vulgaires marchandises vers des terres étrangères et lointaines. On estime que cette Traitea concerné 12 millions d'Africains. Elle a permis au Nouveau Monde et aux économies européennes de se développer rapidement entre le 16ème et le 19ème siècle. En France, le deuxième décret de l'abolition de l'esclavage fut signé le 27 avril 1848 par le gouvernement provisoire de la deuxième République. Ce décret fut adopté sous l'impulsion de Victor Schoelcher (1804-1893). Tandis qu'en Grande Bretagne où au XVIIIe siècle une importante machine économique s'était développée autour du trafic d'esclaves déportés d'Afrique, c'est sous l'impulsion

l'occupation et de la domination de l'Afrique par les Européens qui commence officiellement avec la Conférence de Berlin en 1885, le partage sur papier de l'Afrique par les puissances européennes, puis par la conquête militaire, entre 1885 et 1902, des territoires ainsi négociés entre Européens. C'est la période dite de « la colonisation de l'Afrique par l'Europe », seuls le Liberia et l'Éthiopie ne seront pas colonisés[5]. Cette fois-ci la médecine européenne s'installe en terrain conquis, elle se propage via les œuvres des missionnaires catholiques et protestants qui accompagnent l'œuvre colonisatrice. La médecine européenne est présentée comme une œuvre civilisatrice. Enfin, et depuis lors, même après les indépendances des pays africains dans les années 1950-1960, et même 1970, de même au cours de la période de

---

de deux personnages, Thomas Clarkson (1760-1846) et William Wilberforce (1759-1833), que l'abolition du trafic d'esclaves atteignit son objectif en 1807, date à laquelle le parlement britannique adopta la loi sur l'abolition de la Traite des esclaves (*Slave Trade Act).*

[5] Le Liberia, en Afrique de l'Ouest n'a jamais été colonisé officiellement par aucune puissance européenne. Fondé en 1821-1822 sous l'impulsion de l'American Colonization Society, une association composée d'Américains blancs qui voulaient aider les noirs à s'installer en Afrique. Le Libéria est un état artificiel théoriquement indépendant créé pour accueillir les esclaves noirs américains devenus libres et souhaitant retourner en Afrique. Donc, le territoire a été occupé par des esclaves affranchis de retour des Etats-Unis. Indépendante en 1847, la république libérienne ne connaîtra pas la colonisation européenne que subiront tous les autres pays de la région. Toujours en Afrique, le cas de l'Ethiopie pourrait s'ajouter aux pays qui n'ont jamais été colonisés par les Européens. Mais il y a un débat pour savoir si l'Ethiopie, qui a été occupée par l'Italie fasciste pendant la Seconde guerre mondiale, doit être ou non considérée comme un pays qui a été colonisé. En effet, entre 1936 à 1941, l'Ethiopie fut sous la domination italienne mais avec si peu d'effets colonialistes que c'est négligeable d'être appelé « pays colonisé ».

l'après-indépendance, la médecine européenne est restée bien présente sur un terrain conquis depuis des longues périodes déjà. Les Africains eux-mêmes, initiés à la médecine européenne, ont pris le relais des Européens pour la perpétuer, souvent au détriment voire au mépris de la médecine traditionnelle africaine. Et depuis lors, la médecine occidentale est désormais chez elle en Afrique. En matière des soins de santé, malgré son coût élevé, elle fait partie de la réalité quotidienne des Africains lorsqu'ils sont malades et veulent soigner leurs maux. À ce sujet, les propos de Joël Ipara Motema sont très illustratifs : « *Notons tout d'abord que l'Afrique en général a hérité un système de santé de ses anciennes métropoles basé sur l'exercice de la médecine moderne dite scientifique. « Symbole de cette médecine, l'hôpital moderne se dresse aujourd'hui au milieu de la brousse et de la forêt africaine comme vestige d'une civilisation venue d'ailleurs et que le projet colonial voulait adapter à la terre africaine » constate Lapika Dimomfu en 1985. L'implantation de cette médecine a connu une expansion croissante durant la période coloniale grâce aux mécanismes des apports exogènes notamment : une économie forte dont la gestion permettait au système de santé d'assumer le coût d'une médecine occidentale importée. Ainsi donc, le système de santé a fonctionné en Afrique de façon plus ou moins correcte et ne pouvait connaître que quelques difficultés facilement surmontables. Mais lors que dans les années 60, la plupart des pays accédèrent à l'indépendance, le système de santé de type occidental fut resté en place tandis que les apports exogènes se sont relâchés de plus en plus provoquant ainsi une inaccessibilité de l'espace hospitalier par une fraction importante de la population* »[6].

Originairement étrangère à l'Afrique, la médecine européenne s'est donc imposée aux Africains via la Traite des Noirs, la colonisation, et la religion chrétienne. À ce sujet, voici ce que souligne Monique Van Dormael dans son ouvrage « *La médecine coloniale, ou la tradition exogène de la médecine moderne dans le Tiers Monde* », ouvrage paru en Belgique à Anvers en 1997 aux éditions ITGPress : « *La médecine moderne dans le Tiers Monde est a priori la même que celle pratiquée en Occident. L'approche historique met cependant en évidence une différence de taille : alors que dans les sociétés occidentales, la médecine a été générée par des transformations sociales qui l'ont précédée, la médecine moderne dans le Tiers Monde a été amenée de l'extérieur et greffée dans des sociétés fondées sur un tout autre imaginaire.* » La rencontre entre la médecine européenne et l'Afrique s'est faite dans un contexte de conquête de l'Afrique par l'Europe, dans un contexte de choc des cultures généralement vécu dans la violence. C'est une médecine qui a accompagné les grandes explorations de l'Afrique par les Européens, une médecine qui a été imposée de force aux Africains durant la période de l'esclavage ou de la « Traite des Noirs », une médecine qui, durant la période coloniale, a été synonyme d'œuvre de « civilisation » et imposée comme telle aux populations africaines au détriment de leur médecine ancestrale.

---

[6] JOEL IPARA MOTEMA, « Les problèmes de santé en Afrique centrale et l'aide au développement : le cas de la République Démocratique du Congo » http://tasamafrika.org/pdf/yayinlar/IparaMotema-EN.pdf

Ensuite, dans la période des indépendances et de l'après-indépendance, c'est la période où les Africains ont continué à se voir imposer la médecine européenne via les aides structurelles et bilatérales, via les aides d'urgence à travers les ONG européennes, comme Médecins-sans-frontières, Médecins-du-monde, et autres. C'est aussi la période où à force du destin, les Africains eux-mêmes se sont approprié la médecine occidentale. Les Africains ont pris le relais des Européens, ils se sont approprié la médecine européenne tout en restant dépendant de l'expertise presque permanente des Occidentaux, qui finalement restent les maîtres de la médecine qu'ils ont amenée en Afrique. L'expertise de la médecine occidentale en Afrique continue donc de venir de l'Amérique du Nord et de l'Europe via plusieurs canaux : les experts, les formations, les programmes, les techniques, les inventions médicales… Les Africains initiés à la médecine européenne restent en permanence branchés à l'école de leurs maîtres à savoir, les Occidentaux qui les y ont initiés. Face à la médecine traditionnelle à laquelle ils n'ont pas été initiés, les experts africains en médecine européenne et soins de santé n'avaient plus d'autre choix que de garder et de perpétuer la médecine occidentale arrivée dans la foulée de la conquête européenne et de la colonisation. Comme l'indique longuement Monique Van Dormael : « *Dans les sociétés du Tiers Monde, par contre, la médecine moderne n'est pas une émanation de la société, elle est essentiellement exogène. La médecine moderne, comme savoir et comme pratique, a été en effet introduite de l'extérieur dans les sociétés de tradition non occidentale, d'abord dans le cadre de conquêtes coloniales, puis dans le cadre de politiques de santé planifiées menées par l'État colonial. La "tradition" de la médecine moderne dans le Tiers Monde est en quelque sorte enracinée dans la médecine coloniale. Voilà au moins cent ans que la médecine moderne y a été introduite. Des représentations se sont forgées dans la société à propos de cette médecine coloniale et se sont transmises d'une génération à l'autre. Des institutions, des modèles d'organisation ont été créés dont l'existence est devenue incontournable pour penser toute transformation des systèmes de santé. La médecine coloniale a modifié tant les pratiques des populations que les médecines autochtones elles-mêmes qui s'y sont adaptées. Si la tradition est constituée d'éléments du passé qui restent disponibles pour des réinterprétations futures, la médecine coloniale est entrée dans la tradition - tradition exogène certes -, mais dans laquelle sont aussi ancrés des soubassements culturels, politiques, économiques, voire même idéologiques.* »

La médecine occidentale fut à la fois imposée par la colonisation comme une œuvre civilisatrice et comme une œuvre rédemptrice[7]. Avec l'administration coloniale, la religion chrétienne a été un des principaux piliers de l'introduction et du développement de la médecine européenne en Afrique au détriment de la médecine traditionnelle africaine. Considérant les pratiques de la médecine traditionnelle africaine comme du paganisme,

[7] Cf. JEAN-MARIE BOURON, « Le paradigme médical en milieu catholique : offre sanitaire missionnaire et demande de santé en Haute-Volta (actuel Burkina Faso) », in *Histoire, monde et cultures religieuses* 1/2012 (n° 21), p. 103-136 www.cairn.info/revue-histoire-monde-et-cultures-religieuses-2012-1-page-103.htm

l'œuvre de Satan qu'il fallait absolument combattre, vaincre et éradiquer, la religion chrétienne à travers les œuvres missionnaires a imposé la médecine occidentale comme une œuvre de rédemption et comme une entreprise civilisatrice. La masse des hôpitaux et des dispensaires appartenant aux organisations missionnaires en témoigne à suffisance. Voyant dans la médecine traditionnelle africaine l'œuvre du diable, les évangélisateurs européens se sont donc lancés dans les croisades sacramentelles et scolaires pour convertir les Africains et les dissuader de recourir à la médecine traditionnelle africaine lorsqu'ils sont malades. À la place de recourir aux soins prodigués par la médecine traditionnelle, les Africains convertis au christianisme et scolarisés étaient obligés de s'orienter vers les structures des soins mises en place par les missionnaires européens. Ainsi, dans les hôpitaux et dispensaires érigés par l'administration coloniale, des religieuses européennes en masse font le travail d'infirmières sous la supervision des médecins blancs ; les prêtres et les pasteurs missionnaires européens s'improvisent comme infirmiers et secouristes ; dans leurs bagages on trouve non seulement des objets de culte, mais aussi des médicaments de base et du matériel médical tel que les microscopes, les stéthoscopes, etc. La médecine occidentale ou européenne a ainsi mérité à jamais le nom qu'on lui donne encore aujourd'hui en Afrique, « la médecine des Blancs »[8]. La pratique de la médecine

[8] Il est intéressant à ce sujet de lire la thèse de doctorat de Delphine Peiretti-Courtis intitulée : « *Corps noirs et médecins blancs. Entre race, sexe et genre : savoirs et représentations du corps des Africain(e)s dans les sciences médicales françaises (1780-1950)* » Aix-en Provence, décembre 2014. Ce travail de recherche porte sur les

européenne, fondée sur le raisonnement physio-pathologique et l'expérience clinique, a été complétée par la médecine factuelle, basée sur des preuves apportées dans des essais cliniques contrôlés sur des cohortes des patients. Conçus dans sa totalité en Europe, amenée en Afrique et pratiquée dans un premier temps uniquement par les Européens (les Blancs), le savoir et le savoir-faire ont vite été communiqués aux Africains habiles que les Européens (les Blancs) ont eux-mêmes sélectionnés et initiés. De telle sorte qu'aujourd'hui, les acteurs africains de la médecine européenne, qu'ils soient médecins, infirmières ou infirmiers, sont catalogués comme praticiens de « la médecine des Blancs ». Et les Africains praticiens de la médecine occidentale eux-mêmes ne portent pas une distorsion à cette appellation, car toute leur science est uniquement fondée sur les techniques et les savoirs élaborés en Occident, c'est-à-dire, en Europe et en Amérique du Nord. La référence à l'Occident reste le socle indéboulonnable de la pratique de la médecine moderne en Afrique, dite « médecine scientifique » ou « bio médecine ». D'ailleurs, dans leur grande majorité, les praticiens africains de la médecine occidentale (médecins, infirmières ou infirmiers) aspirent beaucoup à se rendre en Europe ou en Amérique du Nord (les pays des Blancs) pour y perfectionner leur savoir et leur savoir-faire, et même pour certains Africains, d'y rester définitivement pour exercer cette médecine qu'ils

---

descriptions du corps des Africain(e)s dans la littérature médicale de la fin du XVIIIe jusqu'au milieu du XXe siècle. Sous la plume des médecins coloniaux et parallèlement à l'expansion coloniale on découvre le corps des Africain(e)s tel qu'il leur apparaît et se donne à connaître.

affectionnent désormais[9]. La référence au savoir médical en provenance de l'Europe et de l'Amérique du Nord reste à la fois, une constante, et généralement la base ancrée dans le processus même de l'acquisition de l'exercice de la médecine. « Les Blancs » et leur savoir restent donc les maîtres et la référence, même si ce ne sont plus les Européens eux-mêmes qui exercent la médecine en Afrique. À ce sujet on peut lire avec intérêt « *La pénétration de la médecine occidentale en Afrique centrale* » écrit par le médecin belge Pieter Gustaaf Janssens[10]. De nos jours encore en Afrique, les techniques, le savoir, le savoir-faire, les découvertes des Occidentaux restent la seule et l'unique référence dans les Facultés de médecine et dans la pratique quotidienne même de la médecine européenne dans les structures des soins. À ce sujet, c'est avec grand intérêt que l'on peut aussi lire l'ouvrage collectif dirigé par Jean-Paul Bado (CEMAF-Aix et CERAF/IRD, Université d'Aix-en-Provence et Marseille, France), ouvrage intitulé « *Les conquêtes de la médecine moderne en Afrique* » paru aux Editions Karthala en 2006. Dans cette conquête, l'efficacité de cette médecine occidentale est loin d'avoir atteint son but.

---

[9] - SARAH SAUNERON « La migration des médecins africains vers les pays développés » in Dominique Kerouedan, (dir), *Santé Internationale : Les enjeux de santé au Sud*, Paris, Les Presses de Sciences-Po, 2011, p.207-213 - KARL BLANCHET et REGINA KEITH, « L'Afrique tente de retenir ses médecins » in *Le Monde Diplomatique*, décembre 2006.
https://www.monde-diplomatique.fr/2006/12/BLANCHET/14226

[10] PIETER GUSTAAF JANSSENS, « Pénétration de la médecine occidentale en Afrique » in PIETER JANSSENS, MAURICE KIVITS, VUYLSTEKE, JULIUS (eds), *Médecine et hygiène en Afrique centrale de 1885 à nos jours*, vol. I, Bruxelles, Fondation Roi Baudouin,1992, p. XXV - XXX.

Ainsi, ses limites et son impuissance face à l'immensité de la tâche ont favorisé la survivance et le redéploiement de la médecine traditionnelle africaine, voire même l'avènement des nouvelles expertises étrangères à l'Afrique, et notamment l'arrivée de la médecine chinoise. Dans beaucoup de situations en Afrique, la médecine traditionnelle africaine s'est redéployée là où la médecine occidentale a laissé un vide, c'est le cas notamment d'immenses régions africaines éloignées des centres urbains. La médecine chinoise elle aussi s'est déployée là où la médecine occidentale a créé un vide, c'est le cas notamment en Algérie dans les années 1960, années de lutte de l'indépendance, tous les médecins français avaient quitté l'Algérie.

Après les indépendances des pays africains, la médecine occidentale s'est imposée à travers les aides bilatérales entre les pays riches d'Europe et d'Amérique du Nord et les pays pauvres, dont les pays africains. Les aides apportées par les pays riches via les organismes internationaux ont été surtout des aides structurelles et concernaient notamment les équipements médicaux, les médicaments et la formation du personnel. Et ces derniers temps, c'est surtout à travers les secours d'urgence menés par les organismes internationaux à caractère médical, notamment Médecins-sans-frontières, Médecins-du-monde, la WONCA (*« World Organization of National Colleges, Academies and Academic Associations of General Practitioners/Family Physicians »* ou plus simplement *« World Organization of Family Doctors »,* et bien d'autres. Ces organismes ont permis à la médecine européenne de continuer à jouer un rôle de première importance dans les soins médicaux, surtout dans les épidémies comme l'Ebola et le Sida. La médecine occidentale assure désormais sa continuité et sa prégnance en Afrique, d'une part, à travers ces organismes internationaux à vocation médicale, et d'autre part, à travers les structures sanitaires de base laissées par les colonisateurs, et celles construites par les pays africains eux-mêmes suivant le modèle européen. L'expertise européenne et nord-américaine en médecine reste fort sollicitée par les décideurs africains.

1.2. La trajectoire historique de la médecine chinoise en Afrique

La présence remarquée de la Chine en Afrique ne passe plus inaperçue ; elle n'est plus un fait anodin dont on peut ignorer les effets sur le plan des soins de santé en Afrique. En effet, l'arrivée de la Chine dans le paysage économique africain bouleverse les rapports de forces qui s'étaient instaurés depuis les indépendances en Afrique. En Europe, l'Afrique est désormais qualifiée par certains de « nouveau terrain de chasse » ou de « terre promise » pour la Chine et fait partie de sa stratégie de puissance. Et de fait, les personnes intéressées par la présence chinoise en Afrique s'attachent de plus en plus à rendre compte d'une des stratégies dites de « soft power de la Chine », que sont la diffusion et la pratique de la médecine traditionnelle chinoise en Afrique. En 2013, la République populaire de Chine a célébré 50 ans de présence médicale chinoise en Afrique. En effet, en 1963 la Chine envoyait pour la première fois officiellement une petite équipe de médecins en Algérie. Depuis lors, la coopération médicale chinoise s'est étendue à 43 autres pays d'Afrique. La plupart d'entre eux étaient représentés au soir du vendredi 16 août 2013 dans la capitale chinoise pour la première conférence sino-africaine des ministres de la Santé qui s'est conclue par la *« Déclaration de Pékin ».* Son objectif, redéfinir un partenariat en tenant compte davantage des priorités du continent.

La médecine chinoise est venue en Afrique par deux voies complémentaires : d'une part, par la coopération et, d'autre part, par l'immigration. La médecine chinoise a donc tout d'abord emprunté la voie de la coopération pour arriver en Afrique. Selon le Camerounais Hilaire de Prince Pokam : « *La Médecine traditionnelle chinoise s'exporte en Afrique principalement dans le cadre de programmes bilatéraux de coopération. Si ces programmes ont commencé pendant l'ère maoïste, aujourd'hui ils ressemblent davantage à des entrepreneuriats privés. Venus comme coopérants en Afrique pendant l'ère de Mao, les médecins chinois qui arrivent aujourd'hui sur le continent sont avant tout des entrepreneurs privés installés à leur compte, en quête de réussite économique et de renommée en offrant des services en Médecine traditionnelle chinoise* »[11]

Parmi les pays africains, pionniers de la coopération médicale avec la Chine, on peut citer l'Algérie et la Tanzanie. C'est l'Algérie qui est le premier pays africain à avoir engagé la coopération médicale avec la Chine. Dans ce pays d'Afrique du Nord, la coopération médicale avec la Chine date il y a plus d'une cinquantaine d'années. En effet, il y a plus de 50 ans que la Chine avait envoyé une petite

[11] HILAIRE de PRINCE POKAM, « La médecine chinoise au Cameroun », *Perspectives chinoises* [En ligne], n°2011/3, p.55.

équipe de médecins en Algérie sur demande des autorités algériennes. « *En 1963, année suivant la libération du peuple algérien du joug du colonialisme français, son gouvernement lance un appel d'urgence à l'aide médicale internationale face au délabrement de ses installations. La Chine est le premier pays à réagir à cette demande en y envoyant, sous l'égide du premier ministre d'alors Zhou Enlai, une équipe composée de 24 médecins chinois arrivés le 16 avril de la même année dans la wilaya algérienne de Saïda (nord)* »[12]. Cette coopération a donc commencé avec Ahmed Ben Bella (1916-2012), premier président de l'Algérie indépendante de 1963 à 1965, et s'est poursuivi avec Houari Boumédiène (1932-1978) président de l'Algérie de 1965 à 1978, qui dirigea le pays en s'inspirant de deux fondements de la révolution, le renforcement de l'indépendance nationale, le développement de l'économie sous une option socialiste et la nationalisation des ressources locales. En effet, après la guerre de l'Indépendance (1954-1962), indépendance officiellement proclamée le 3 juillet 1962, après le départ des équipes médicales françaises et devant le besoin pressant de guérir les blessures de guerre, le gouvernement algérien avait lancé en mars 1963, un appel d'urgence à la Communauté internationale. Comme il est dit ci-haut, la Chine fut le premier pays à répondre à cet appel en envoyant sa première équipe médicale. L'Algérie accepta avec empressement la main tendue des Chinois en matière des soins de santé. Ainsi, un premier groupe composé de 24 experts médicaux chinois commença la grande mission historique de la profession

[12] « Les médecins chinois en Afrique, "diplomates en blanc" pour l'amitié sino-africaine (REPORTAGE) », XINHUA French.news.cn 13 mai 2014
http://french.xinhuanet.com/2014-05/13/c_133330402.htm

médicale dans le sud-ouest de l'Algérie. Cette coopération médicale entre la Chine et l'Algérie se poursuit jusqu'à ce jour. « *À en croire Xiao Xinghua, chef de l'équipe médicale chinoise actuelle en Algérie, la mission dans ce pays d'Afrique du Nord se distingue des autres par sa longueur, son envergure et son influence. Au cours des 51 ans écoulés, les médecins chinois en Algérie ont travaillé d'arrache-pied non seulement dans les villes, mais aussi dans les zones rurales et éloignées. Trois membres de l'équipe ont sacrifié leur vie sur le sol algérien, faute de traitements adéquats opportuns. Grâce aux efforts relayés des 22 missions précédentes, l'équipe médicale actuelle, la 23e, compte 86 membres, répartis dans huit centres médicaux. Ils offrent des soins médicaux et la formation de médecins locaux, surtout dans les domaines de l'obstétrique, la gynécologie, l'ophtalmologie, l'orthopédie et la médecine traditionnelle chinoise, a fait savoir M. Xiao, jadis membre de la 13e mission. Au total, 3.088 membres du personnel médical chinois ont œuvré en Algérie durant le demi-siècle passé. Pendant cette période, l'équipe médicale chinoise a effectué des consultations de l'ordre de 23,31 millions (de patients et de fois), offert des soins hospitalisés à 1,96 million (de patients et de fois), réalisé 1,51 million d'opérations, et donné naissance à 1,56 million d'enfants. ...]. En récompense, l'équipe médicale chinoise s'est vue décerner un ordre national par le président algérien Abdelaziz Bouteflika, à l'occasion du cinquantenaire de l'envoi de la mission d'assistance médicale chinoise en 2013* »[13]. Selon

---

[13] « Les médecins chinois en Afrique, "diplomates en blanc" pour l'amitié sino-africaine (REPORTAGE) », Agence de Presse Chinoise XINHUA, French.news.cn 13 mai 2014
http://french.xinhuanet.com/2014-05/13/c_133330402.htm

les informations que j'ai obtenues auprès du ministère algérien de la santé, l'équipe médicale chinoise qui exerce actuellement en Algérie dans le cadre de la coopération avec la Chine, est composée de 106 personnes qui exercent dans huit *wilayas*[14] , à savoir Alger, Saïda, Mascara, Tiaret, Batna, Khenchela, Sétif et Aïn Delfa. La coopération entre l'Algérie et la Chine s'est depuis lors bien élargie. À l'instar de l'accord de coopération sanitaire datant de 1963, la coopération entre ces deux pays couvre désormais plusieurs autres champs d'activités : économique, culturelle, hydraulique, énergétique et éducative.

Un autre pays africain, pionnier en matière de coopération médicale avec la Chine c'est la Tanzanie. Le président socialiste tanzanien, Julius Nyerere (1922-1999)[15], fut aussi l'un des premiers présidents africains à faire venir par centaines, des médecins chinois dans son pays. La République populaire de Chine y envoya jusqu'à 200 équipes de professionnels de la santé, chacune des 22 provinces chinoises devant « parrainer » un pays africain à

---

[14] *wilaya* : entité administrative correspondant à un département, à une région, ou à une province.

[15] Julius Nyerere (1922-1999), premier président élu de la Tanzanie, a dirigé ce pays de 1964 à 1985. Il fut le pionnier de l'indépendance accordée par le Royaume-Uni le 9 décembre 1961, sans aucune violence. Julius Nyerere fut un court temps Premier ministre, puis à la suite des élections de décembre 1962, devient le premier président de la République du Tanganyika. Le 26 avril 1964, le Tanganyika et le Zanzibar fusionnent pour former la République unie de Tanzanie. Nyerere devient le président de l'État nouvellement créé. Soucieux d'accélérer l'émancipation des Africains par rapport au monde occidental, inspiré des expériences communistes en Chine, Nyerere s'engage résolument dans une politique socialiste. Selon son idéal, le socialisme africain doit conduire à la création d'une société égalitaire, juste, solidaire, qui trouve dans ses propres ressources les moyens de son autosuffisance. L'éducation est la priorité numéro un.

partir de la Tanzanie. Les Tanzaniens se souviennent encore aujourd'hui des médecins chinois venus s'installer dans leur pays lors de la construction du chemin de fer qui devait relier Dar-es-Salam (capitale de la Tanzanie) à Lusaka (capitale de la Zambie), entre 1965 et 1976. Leur tâche principale était de soigner les travailleurs chinois, mais ils soignaient aussi les populations locales. Dans le cadre de la coopération médicale entre la Chine et la Tanzanie, la Chine contribua aussi à la formation d'étudiants tanzaniens en médecine en Chine même. Leurs études comprenaient, outre l'apprentissage de la langue chinoise, une formation de base en médecine conventionnelle, et une introduction à l'acupuncture et aux connaissances plus élaborées de la médecine traditionnelle chinoise.

Depuis lors, en matière d'expertise médicale, la Chine a étendu sa coopération médicale et sanitaire à d'autres pays africains. Ainsi en 2013, on dénombrait 1100 médecins chinois en poste dans 48 pays étrangers, dont 42 pays africains. Aujourd'hui, pour affermir l'amitié sino-africaine, la Chine affirme avoir déjà envoyé, depuis plus d'un demi-siècle, un total de 23.000 travailleurs médicaux dans 66 pays et régions, dont 51 en Afrique. La coopération Chine-Afrique se poursuit dans le domaine médical, notamment le don des appareils médicaux, des médicaments et surtout la construction des hôpitaux[16]. Un exemple parmi tant d'autres, le Nigeria : « *The China-*

---

[16] « Les médecins chinois en Afrique, "diplomates en blanc" pour l'amitié sino-africaine »
(Xinhua 13/05/14)
http://fr.africatime.com/guinee_bissau/articles/les-medecins-chinois-en-afrique-diplomates-en-blanc-pour-lamitie-sino-africaine

Nigeria Friendship Hospital, which sits atop approximately five hectares of land, would serve as a perfect gift to mark the 42nd anniversary of the establishment of diplomatic relations between China and Nigeria, according to Deng Boqing, Chinese ambassador to the west African country »[17]. Les Chinois en Afrique sont fiers de cette coopération médicale : « *While the US and Europe focus on issues like democracy and "capacity building" in Africa – so-called soft power – China is delivering the hardware: roads, bridges, and government buildings. China, for example, claims to have built 42 stadiums and 54 hospitals in Africa in the past few years"* »[18]. Un autre exemple est celui du Cameroun, selon l'article sur « *la médecine chinoise au Cameroun* », Hilaire de Prince Pokam indique que les premiers programmes de coopération entre les systèmes de santé chinois et africains ont eu lieu dans les années 1950 et de nombreux médecins chinois exercent aujourd'hui sur le continent. *« Au Cameroun, la Chine a construit les hôpitaux de Guider et Mbalmayo qui sont parmi les plus grands du pays »*, relève le chercheur Hilaire de Prince Pokam. Entre 1975 et 2011, quinze missions chinoises ont travaillé au Cameroun, soit un total d'environ 700 médecins. *« Cette activité médicale chinoise au Cameroun constitue l'un des aspects de la puissance chinoise en*

---

[17] MU XUEQUAM, « China-assisted hospital commissioned in Nigeria » in *Xinhua*, [English.news.cn] 2013-01-29 00:20:03 http://news.xinhuanet.com/english/africa/2013-01/29/c_124290807.htm

[18] LIESL LOUW-VAUDRAN, « The Chinese in Africa: Empire builders or new pioneers? » in Mail & Guardian, [Africa], 10 Oct. 2014. http://mg.co.za/article/2014-10-09-the-chinese-in-africa-empire-builders-or-new-pioneers

Afrique », assure Hilaire de Prince Pokam qui va plus loin encore en essayant de montrer qu'une perception africaine de cette croissance de la médecine chinoise en Afrique peut être celle d'une « manipulation », ou autrement dit, elle aurait tendance à donner l'impression que la Chine « utilise » la médecine chinoise pour assurer sa propre promotion culturelle en Afrique[19]. Mais la fréquentation soutenue de la médecine chinoise par les Camerounais comme par d'autres Africains montre que la médecine chinoise fait désormais partie intégrante du paysage sanitaire convoité des pays africains. Selon le journal français « Le Monde » : « *Même engouement pour la Médecine traditionnelle chinoise au Mali où exercent 160 médecins chinois. « La médecine chinoise fait partie intégrante du système de santé malien », explique un chercheur de l'université de Francfort qui a planché sur le sujet. « À la différence des médecins français ou russes, les Chinois ont appris le bambara pour communiquer avec leurs patients maliens. Ils sont présents depuis les années 1960 dans le pays », commente le professeur Matthias Gruber. « Contrairement à l'Afrique du Sud où cette médecine traditionnelle est surtout utilisée au sein de la communauté chinoise, au Mali elle est pratiquée dans la rue par toutes sortes de praticiens et elle est souvent considérée comme une médecine alternative par la classe moyenne urbaine. » La pharmacopée chinoise commence donc à prendre racine sur le continent. À plus d'un titre, les docteurs chinois ressemblent d'ailleurs aux guérisseurs traditionnels auxquels plus de 80 % de la*

[19] HILAIRE de PRINCE POKAM, « La médecine chinoise au Cameroun », in *Perspectives Chinoises*, 2011/3, p. 54-62.

population africaine font confiance selon l'OMC. Mais la grande différence réside en la capacité des Chinois à commercialiser cette pharmacopée. Depuis 2004, le laboratoire chinois Guilin Southern Pharmaceutical distribue ainsi un traitement contre le paludisme issu de la MTC et vendu beaucoup moins cher que les dérivés chimiques. Le Chinois Tasly a quant à lui ouvert une filiale en Afrique du Sud. Le total des exportations de médicaments chinois sur le continent augmente de 10 % par an et dépasse déjà le milliard et demi de dollars de revenus annuels. Pour l'heure, la médecine traditionnelle ne représente encore que 5 % des exportations de médicaments chinois sur le continent africain, et la Chine, qui devrait devenir le deuxième plus gros producteur de médicaments au monde d'ici cinq ans, mise beaucoup sur cette pharmacopée traditionnelle. [...] Les recherches de la médecine traditionnelle chinoise sur le paludisme ouvrent en effet de nouvelles perspectives à la fois pour soigner cette maladie qui tue un enfant chaque minute en Afrique, tout en donnant un nouvel élan à cette médecine naturelle sur un continent où les médicaments chimiques sont rares, chers et souvent contrefaits. Le paludisme tue plus de 500 000 personnes par an, surtout des enfants africains. Le traitement le plus efficace est l'artémisinine, extrait d'une plante utilisée depuis des milliers d'années en Chine pour soigner la fièvre. Une découverte faite par la chercheuse chinoise dans les années 1970 et qui sert de base à plusieurs traitements expérimentaux. L'Éthiopie est un pays test en Afrique. À l'hôpital de Tulu Bolo, à 80 kilomètres au sud d'Addis Abeba, l'artémisinine est utilisé depuis un an à la place de la traditionnelle quinine, avec des résultats spectaculaires. On estime que 195 000 personnes pourraient être sauvées chaque année par cette plante miracle. »[20]

Dans son livre « *Other-wordly; Making Chinese Medicine through Transnational Frames* » publié en 2009, Mei Zhan, professeur d'anthropologie à l'université de Californie, indique ceci : « *Pendant la guerre froide, entre les années 1960 et 1970, le gouvernement chinois organisa l'exportation de la médecine chinoise comme une médecine préventive, chinoise par essence, de bas prix et ne nécessitant pas des techniques sophistiquées, vers les pays du Tiers-Monde, et tout spécialement vers l'Afrique, en prétendant qu'elle était particulièrement adaptée à ces populations. [...] Plus tard, au début des années 80, cette route de voyage de la médecine chinoise (...) fut éclipsée par d'autres routes et d'autres mondes (...) et le colportage transnational de la médecine chinoise traditionnelle prit plus intensément place entre la Chine et l'Amérique du Nord, l'Europe ou l'Asie orientale.* »[21] Mei Zhan rappelle aussi que lorsqu'en 1974, l'OMS et la Chine collaborèrent pour fonder ensemble le Centre international de formation en acupuncture à l'académie de médecine traditionnelle chinoise de Shanghai, la première classe rassemblait 12 étudiants originaires de 11 pays différents dont dix pays africains et un du Laos) 11. Mei Zhan rappelle aussi combien le thème de la médecine chinoise

---

[20] SEBASTIEN Le BELZIC (contributeur Le Monde Afrique, Pékin), « Chronique. En Afrique, les progrès de la médecine chinoise », *Le Monde.fr* Le 19.10.2015 à 11h06 http://www.lemonde.fr/afrique/article/2015/10/19/en-afrique-les-progres-de-la-medecine-chinoise_4792205_3212.html

[21] MEI ZHAN, "Other Wordly; Making Chinese Medicine through Transnational Frames", Durham et Londres, Duke University Press, 2009, p. 34.

largement diffusée en Afrique fut politiquement mis en avant lors du sommet de Pékin de 2006 et la Troisième Conférence ministérielle des forums sur la coopération sino-africaine. Depuis lors, on sait que la médecine chinoise a pris une place dans les échanges entre la Chine et l'Afrique.

Dans les grandes villes africaines, on dénombre aujourd'hui des remarquables hôpitaux chinois ultramodernes qui proposent des services de très grande qualité, services dans lesquels est toujours intégrée la médecine traditionnelle chinoise dont notamment un service d'acupuncture. Je cite les exemples connus : l'Hôpital Fuyuan de Chine fondé en 2011 dans la ville de Luanda en Angola, l'Hôpital chinois de N'djili dans la ville de Kinshasa inauguré en 2007, l'Hôpital chinois de Libreville au Gabon. Dans son article intitulé « *Les hôpitaux chinois envahissent Yaoundé* », Judith Djuidje indique ceci : « *De plus en plus nombreux, ces centres de santé offrent aux populations des produits et services de leurs terroirs. Difficile de circuler dans un quartier de Yaoundé sans apercevoir une pancarte indiquant la présence d'un centre de santé spécialisé en médecine chinoise* »[22]. Dans les

[22] JUDITH DJUIDJE, « Les hôpitaux chinois envahissent Yaoundé » in *Association Scientifique des Médecins Acupuncteurs de France – Ecole Française d'Acupuncture (ASMAF-EFA)*, mardi 4 novembre 2008, http://www.meridiens.org/mrd/spip.php?breve115

Au sujet de la médecine chinoise au Cameroun, on peut aussi lire avec intérêt :

- FRANCOIS WASSOUMI, « La médecine chinoise au Cameroun », in LADO, L. (dir). *Le pluralisme médical en Afrique. Hommage à Éric de Rosny*, Paris, PUAC-Karthala, 2011, p.199-222
- NICOLAS MONTEILLET, « L'africanisation de la médecine chinoise à Yaoundé », LADO, L. (dir). *Le pluralisme médical en*

pays anglophones comme le Kenya, la Tanzanie, l'Afrique du Sud, pour ne citer que ceux-là, on dénombre aussi un nombre important de « Chinese hospitals » (Hôpitaux chinois). Dans son article « *Doctor on demand: Chinese medical influence expands in Kenya* », Gitonga Njeru note ceci: « *Chinese hospitals and related facilities are flourishing in Kenya as demand for medical services in both urban and rural areas continues to rise* »[23]. « La médecine traditionnelle chinoise est populaire en Afrique du Sud »[24], en effet, la plus connue est la *Chinese Medical Clinic* de Johanesbourg, une structure de grande renommée qui accueille de nombreux malades en provenance de l'Afrique subsaharienne. Et parmi les pays anglophones, la Tanzanie est le pays le plus représentatif en matière de présence de la médecine chinoise. Le *Chinese Hospital of Dar-es-salam* est la structure sanitaire de référence dans ce pays où le pluralisme médical est manifeste. Le chercheur britannique, Michael Jennings (University of Wales, Swansea, UK) y consacre une étude intéressante « *Chinese Medicine and Medical Pluralism in Dar-es-salam : Globalisation or Glocalisation ?* ». Dans le résumé de cette étude, l'auteur y indique entre autres ceci : « *African healing systems have always been plurastic in form and*

Afrique. Hommage à Éric de Rosny, Paris, PUAC-Karthala, 2011, p.223-240

[23] GITONGA NJERU, « Doctor on demand: Chinese medical influence expands in Kenya » in Africa Report, vol.6, May 2014, http://www.chinafrica.cn/english/africa_report/txt/2014-05/01/content_615808.htm

[24] « La médecine traditionnelle chinoise est populaire en Afrique du Sud, Tshabalala y croit aussi »,in *Le Quotidien du Peuple en ligne, Mise à jour le 20.06. 2010 13H30*
http://french.peopledaily.com.cn/Sports/7040539.html

structure, capable of absorbing new traditions and practices. The spreads of Chinese medicine in Tanzania over the past decade is a testament to the flexibility of pluralistic healings systems, as well as evidence of south-south processes of globalization that are often ignored by the literature on globalization »[25].

1.3. La trajectoire historique de la médecine traditionnelle africaine en Afrique

Les Africains n'ont pas attendu l'arrivée des Européens et des Chinois sur leur continent pour apprendre à se soigner lorsqu'ils étaient malades ou à soulager les douleurs. Depuis toujours les peuples africains ont leur génie et leur savoir-faire pour soigner les maladies et des stratégies pour préserver la santé. Comme l'indique l'anthropologue béninois Roch Houngnihin : « *La période précoloniale est caractérisée par l'utilisation systématique et généralisée de la médecine et la pharmacopée traditionnelles africaines. Les praticiens de la médecine traditionnelle, en raison de leurs compétences et de leurs rôles constituent le premier recours de soins, rendant leur situation enviable des autres couches sociales* »[26]. L'Organisation Mondiale de la Santé avait eu donc raison d'avoir défini la médecine traditionnelle africaine comme une médecine millénaire qui a fait ses preuves, il s'agit de

[25] MICHAEL JENNINGS, « *Chinese Medicine and Medical Pluralism in Dar-es-salam: Globalisation or Glocalisation?* ». Sage Publications [London, ThousandOaks, CA and New Delhi], 2005, vol. 19 (4) : 457-473

[26] ROCH HOUNGNIHIN, "Protocole de prise en charge du paludisme basé sur les pratiques traditionnelles efficaces au Bénin", (PADS/BAD), Cotonou, 2009, p.18

la médecine africaine entendue comme : « *l'ensemble des pratiques, mesures, ingrédients, interventions de tous genres, matérielles ou autres qui ont permis à l'Afrique depuis toujours de se prémunir contre la maladie, de soulager ses souffrances et de se guérir* »[27]. Chez tous les peuples africains, on trouve depuis toujours des personnes qui possèdent l'art de soigner et de guérir dans les limites de la maîtrise de leurs connaissances. Ce savoir-faire traditionnel en matière de soins de santé accompagne les peuples africains depuis toujours, se transmet de génération en génération et donc n'a jamais disparu. Aux contacts avec d'autres civilisations, il s'est adapté et même s'est enrichi et approfondi.

La trajectoire historique de la médecine traditionnelle africaine sur le continent n'a pas été un fleuve tranquille, elle a connu les soubresauts du choc des civilisations, tout d'abord avec l'arrivée de l'esclavage des Noirs pratiqué par les Arabes en Afrique, ensuite avec le choc de la domination européenne de l'Afrique avec la Traite des Noirs, la colonisation et la christianisation. À ce sujet, lorsqu'il parle de la « *pénétration de la médecine occidentale en Afrique centrale* », le médecin belge Pieter Gustaaf Janssens résume bien les choses : « *Les populations africaines en régression démographique du fait des maladies, des rivalités tribales, des razzias esclavagistes, et naturellement fatalistes, passaient pour être incapables de sortir de leurs propres moyens du cercle vicieux de la pauvreté, la faim, la mauvaise santé. Les y aider était dès lors un devoir. Personne ne*

---

[27] O.M.S. (Organisation Mondiale de la Santé), *"Médecine traditionnelle en Afrique"*, Série de Rapport technique n°1, OMS, Brazzaville, 1976, p.2.

soupçonnait toutefois que derrière ce mode de vie apparemment primitif, privé des techniques modernes, pouvait exister un patrimoine culturel à respecter, et dont il était possible de tirer avantage. Les Européens, convaincus de la valeur universelle de leur culture, estimaient que leur civilisation apportait le moyen d'amener les régions d'Afrique centrale au progrès. Il fallait occidentaliser, assimiler, acculturer, c'est-à-dire désafricaniser ; ce qui laissait toute initiative au colonisateur et impliquait une réceptivité passive des colonisés qui, de manière générale du moins en apparence, n'opposaient que peu de résistance à cette emprise »[28].

La Traite des Noirs pratiquée à l'évidence pour des motifs économiques par les Arabes et puis par les Européens qui alimentait en esclaves noirs le monde musulman et plus tard les Amériques a fort perturbé l'art de guérir des Africains de plusieurs manières. Premièrement, par le déracinement : les peuples africains qui fuyaient les esclavagistes arabes et plus tard les esclavagistes européens, de même les esclaves qui étaient capturés, vendus et déportés, se trouvaient complètement déracinés de leur environnement géographique où ils connaissaient et trouvaient les ingrédients pour se soigner. Les Noirs réduits à l'esclavage et déportés loin de leur milieu naturel de vie se retrouvèrent bien souvent dans un environnement inconnu et hostile où ils mourraient des maladies ou autres traumatismes sans savoir se débrouiller

---

[28] PIETER GUSTAAF JANSSENS, « Introduction » in PIETER JANSSENS, MAURICE KIVITS, VUYLSTEKE, JULIUS (éds), *Médecine et hygiène en Afrique centrale de 1885 à nos jours*, vol. I, Bruxelles, Fondation Roi Baudouin,1992, p. XXV.

pour se soigner. Deuxièmement par la déstructuration culturelle et sociale des peuples traqués par les esclavagistes : la Traite des Noirs pratiquait par les négriers arabes et par les négriers européens a fortement perturbé les structures sociales et culturelles des populations, donc y compris le système traditionnel des soins de santé. Ces barbaries arabes et européennes avaient empêché la transmission et l'acquisition du savoir-faire médical, surtout lorsque l'homme ou la femme qui assumait la fonction de guérisseur était capturé et déporté comme esclave. Troisièmement par l'idéologie esclavagiste et raciste des négriers : la religion musulmane (l'islamisation des peuples africains) qui accompagnait la Traite des Noirs pratiquée par les Arabes, et la religion chrétienne (la christianisation des peuples africains) qui accompagnait la Traite des Noirs pratiquée par les Européens, ont beaucoup malmené l'art de guérir ou la médecine traditionnelle africaine, et cela, essentiellement pour des motifs idéologiques à caractères religieux et racistes qui justifiaient ou fondaient ces esclavagismes. Il est donc impossible d'ignorer la dimension religieuse et raciste de la Traite des Noirs, celle qui fut pratiquée par les Arabes comme celle qui fut pratiquée par les Européens. Les esclavagistes ne pouvaient tolérer la pratique de la médecine traditionnelle africaine souvent identifiée à du paganisme, à du fétichisme, à de la sorcellerie, à de la magie, à du satanisme. À ce propos, on peut lire avec intérêt le livre de Roger Buangi Puati, *Christianisme et Traite des Noirs*, (Saint Maurice, Éditions Saint-Augustin, 2007). Les pratiques médicales des Noirs souvent identifiés comme des pratiques magiques ou comme des superstitions étaient interdites, et devaient être éradiquées par l'islamisation ou par la christianisation. À ce propos, on peut également lire avec intérêt le livre de Guillaume Hervieux, *La Bible, le Coran et l'esclavage*, (éditions de l'Armançon, 2008). Punir les mauvais musulmans ou les païens tenait lieu de justification idéologique à l'esclavagisme pratiqué par les Arabes ; de même, convertir les païens et les arracher aux œuvres du diable tenaient lieu de justification idéologique à l'esclavagisme pratiqué par les Européens. La suprématie raciale des Blancs ou de la race blanche était fondamentalement la première justification de ces deux esclavagismes. L'esclave nègre n'était pas un homme. Même si l'islam ou l'Église lui reconnaissait une âme en l'initiant aux mystères de la religion musulmane ou de la religion chrétienne, sur le plan économique, l'esclave nègre ne se différenciait guère d'un mulet dont il remplissait souvent la fonction : son statut était celui d'un « bien meuble » livré au bon vouloir du propriétaire. Les Noirs étaient donc considérés comme des êtres « inférieurs » et « prédestinés » à être esclaves. Leurs pratiques médicales étaient considérées comme des pratiques enfantines et du charlatanisme sans fondement scientifique. Au nom de la supériorité de la race blanche, même le système de soins de santé des Blancs fut considéré comme supérieur à celui des Noirs que les esclavagistes ensuite les colonisateurs traitaient de « médecine primitive » ou de « médecine rudimentaire et archaïque ». La médecine des Blancs elle-même servit à confirmer la thèse des ethnologues sur l'infériorité de la race noire. C'est la thèse développée par Christian Delacampagne, *Histoire de l'esclavage. De l'Antiquité à nos jours*, (Paris, Le livre de poche, 2002). La médecine des Blancs servit surtout d'outil pour choisir ou sélectionner les esclaves : nus, entravés, examinés, palpés, marqués au fer à l'embarquement comme s'ils étaient du bétail, les captifs noirs découvraient brutalement que le Blanc qui soi-disant posséder l'art de guérir était en fait maître en techniques et méthodes qui donnent la mort.

Après la période de la Traite des Noirs, pendant la période de la colonisation de l'Afrique par les Européens aidés par le christianisme, la médecine traditionnelle africaine ne changea pas de statut aux yeux des colonisateurs. Elle resta toujours assimilée à des pratiques magiques et démoniaques, au fétichisme, à la sorcellerie, aux pouvoirs obscurs mauvais pour la santé. Bref, elle fut toujours considérée comme une médecine rudimentaire, archaïque et primitive. Les colonisateurs et les missionnaires se donnèrent cette fois-ci la « noble » mission de « civiliser » les « sauvages » indigènes en les arrachant à leurs « pratiques médicales archaïques ». La mission civilisatrice des Européens en Afrique appuyée par la christianisation se transforma en œuvre de destruction du savoir-faire africain en matière des soins de santé. Mais cette fois-ci, puisque les Africains ne sont plus déportés dans le Nouveau Monde comme du temps de la Traite des Noirs, puisqu'ils ne sont plus déracinés de leur milieu géographique et de leur environnement, la médecine traditionnelle africaine choisit deux modes opératoires : la clandestinité et la résistance. Pendant la colonisation où l'imposition de l'œuvre civilisatrice européenne s'illustra par la violence physique de la force et par la violence mentale et psychologique du christianisme comme le souligne Joseph Wouako Tchaleu dans son ouvrage « *Le racisme colonial : Analyse de la destructivité humaine (*coll. « Études africaines », Paris,

L'Harmattan, 2015), les Africains recouraient en cachette à la médecine traditionnelle de leurs ancêtres, médecine considérée par les colons comme une « *médecine primitive » ou « médecine archaïque »,* œuvre maléfique ou diabolique. « *En face de la résistance courageuse des peuples africains, les colons européens n'hésitèrent pas à recourir à une stratégie destructive de la guerre totale pour anéantir l'adversaire* »[29]. Donc, avec la colonisation que les pays africains ont connue, la tendance a changé. Cette colonisation s'accompagnant par une pénétration profonde et parfois brutale de la culture occidentale en Afrique a permis l'implantation de la médecine des colonisateurs dans les pays africains en cherchant toujours davantage à reléguer dans une position périphérique ou marginale la médecine traditionnelle africaine. Clandestinement, les peuples colonisés choisirent de se soigner de manière africaine loin du regard méprisant et persécuteur des colons et des missionnaires. Craignant la punition infligée par les colons, les Africains choisirent donc la clandestinité. Dès lors, même dans la clandestinité, la médecine traditionnelle africaine a toujours coexisté avec la médecine d'origine européenne. Cette coexistence ne peut plus être ignorée dans toute étude de la tradithérapie, comme dans toute approche des soins de santé en Afrique. Et pour perpétuer leur savoir médical, ils protègent les guérisseurs de l'action malfaisante des colons et des missionnaires. En choisissant la clandestinité, la médecine traditionnelle choisit ainsi la

---

[29] JOSEPH WOUAKA TCHALEU, *Le racisme colonial : Analyse de la destructivité humaine,* coll. « Etudes africaines », Paris, L'Harmattan, 2015, p.13

voie de la résistance face à la violence imposée par l'œuvre civilisatrice européenne[30].

Avec la proclamation de l'indépendance des pays africains, le carcan de la prohibition coloniale et chrétienne qui couvrait d'une chape de plomb la médecine traditionnelle africaine sauta. Celle-ci reprit ses droits de pratique en plein jour. Et comme l'indique l'anthropologue béninois Roch Houngnihin : « *Aujourd'hui en Afrique, la médecine traditionnelle n'est pas une alternative à la médecine conventionnelle. Elle constitue la principale source de soins médicaux face aux besoins croissants de la population et aux nombreux défis auxquels les systèmes de santé sont confrontés et qui se caractérisent par la faible performance des services préventifs et curatifs, le coût élevé des prestations dans les établissements hospitaliers, la forte dépendance vis-à-vis de l'extérieur en matière d'approvisionnement en médicaments essentiels, l'insuffisance du personnel, les pesanteurs socioculturelles relatives à la perception, la prise en charge et la prévention des maladies, etc.* »[31] Sortie du carcan colonialiste, la médecine traditionnelle africaine a emprunté des voies nouvelles, celle de la professionnalisation et donc de la valorisation. Les Africains ne s'en cachent plus lorsqu'ils ont recours à la médecine traditionnelle africaine pour soigner ou soulager

---

[30] JEAN-MARIE BOURON, « Les Pères Blancs, acteurs du jeu colonial. Mission catholique et enjeux politiques en Haute-Volta au lendemain de la seconde guerre mondiale » in *Histoire & Missions chrétiennes*, 2010 (2), n°14, p.59-81

[31] ROCH HOUNGNIHIN, *Protocole de prise en charge du paludisme basé sur les pratiques traditionnelles efficaces au Bénin*, Cotonou, PADS/BAD, 2009, p.5

leurs maux[32]. En 2001, Renaat Devisch et Mbonyinkebe Sebahire écrivaient ceci : « *Partant de l'optimisme rationaliste des années 1960-1970, on a cru que ces formes traditionnelles de guérison disparaîtraient lors de l'implantation de services médicaux d'origine occidentale. Aujourd'hui, les grands rites de guérison s'avèrent toujours bien vivaces : ils coexistent avec les services médicaux modernes en milieu urbain. Il faut remarquer que ces rites de guérison, exécutés dans la langue et le style de la culture d'origine (donc adaptés au système familial et lignager et aux représentations cosmologiques d'un groupe donné), attirent des patients qui dans 90% des cas n'appartiennent pas à cette culture.* »[33] La médecine traditionnelle africaine est même aujourd'hui considérée comme la première ressource en soins de santé pour les Africains. Selon les estimations de l'Organisation mondiale de la santé (OMS), 80% de la population africaine aurait recours à la médecine traditionnelle : « *Environ 80 % des Africains ont recours à la médecine traditionnelle. Pour cette raison, nous devons agir vite afin d'évaluer son innocuité, son efficacité, la qualité, la standardiser et protéger ainsi notre héritage et nos connaissances traditionnelles. Nous devons également l'institutionnaliser et l'intégrer dans nos systèmes*

---

[32] JEAN-PIERRE DOZON, « Ce que valoriser la médecine traditionnelle veut dire », in *Politique africaine, n-028, politique de santé,* Karthala, Paris, 1987, pp 9-30

[33] RENAAT DEVISCH et MBONYIKEBE SEBAHIRE, « Systèmes de soins de santé traditionnels en Afrique centrale : un regard d'anthropologie médicale », in PIETER JANSSENS, MAURICE KIVITS, VUYLSTEKE, JULIUS (éds), *Médecine et hygiène en Afrique centrale de 1885 à nos jours*, vol. I, Bruxelles, Fondation Roi Baudouin,1992, p.44

nationaux de santé », a expliqué le docteur Ébrahim Samba, Directeur régional de l'OMS pour l'Afrique [34], voilà pourquoi l'OMS a initié depuis 2002 un programme pour faciliter l'intégration des médecines traditionnelles dans le système de santé des pays du Sud pour renforcer la fiabilité et l'usage correct des médecines traditionnelles. Ce programme, démarré en janvier 2002, avait notamment pour objectifs concrets de développer des guides d'utilisation, développer des systèmes de standardisation et des méthodologies pour la recherche et l'évaluation des méthodes traditionnelles. D'où, pour les gouvernants africains, une nécessité voire une urgence permanente, d'une part, à organiser ce secteur informel des soins de santé et, d'autre part, à trouver des mécanismes adéquats pour faire cohabiter et coopérer la médecine traditionnelle

---

[34] O.M.S., « Lancement par l'OMS de la première stratégie mondiale pour les médecines traditionnelles ou parallèles » 12 mai 2002, http://www.who.int/mediacentre/news/releases/release38/fr/ Dans cette publication, l'O.M.S explique que : « La médecine traditionnelle devient de plus en plus populaire dans les pays industriels et jusqu'à 80 % des gens y ont recours dans les pays du Sud dans le cadre des soins de santé primaires. Cette situation a conduit les praticiens et les consommateurs à s'inquiéter de l'innocuité et, surtout, des questions de politique, de réglementation, de preuves, de biodiversité, ainsi que de préservation et de protection des connaissances traditionnelles... Dans les pays riches, un nombre croissant de patients fait appel aux médecines parallèles pour des soins préventifs ou palliatifs. En France, 75 % de la population a eu recours au moins une fois à des traitements complémentaires ; en Allemagne, 77 % des services soignant la douleur proposent l'acupuncture et, au Royaume-Uni, les dépenses en médecines parallèles ou complémentaires atteignent les 2,3 milliards de dollars des Etats-Unis par an. ... Dans les pays en développement, où plus d'un tiers de la population n'a pas accès aux médicaments essentiels, la délivrance de traitements traditionnels ou parallèles sûrs et efficaces pourrait jouer un rôle essentiel dans l'amélioration de l'accès aux soins. »

africaine et les autres médecines, européenne et chinoise. Et aussi, pour la sécurité sanitaire des populations, ils doivent s'assurer du sérieux des tradithérapeutes, de leur formation et de leur compétence réelle. En d'autres termes, il est nécessaire de faire le ménage au sein d'une profession où prospèrent des charlatans qui abusent de la confiance des personnes malades et leurs familles.

La médecine traditionnelle africaine connaît aujourd'hui un regain d'intérêt tant aux yeux des populations africaines qui y ont de plus en plus recours de telle sorte que pour les programmes publics de santé des pays africains et l'Organisation Mondiale de la Santé envisagent les stratégies et mécanismes de son intégration dans les politiques de la santé. Il va sans dire que ce regain d'intérêts s'accompagne d'une recherche accrue de la valorisation de cette médecine en tenant compte des limites ou des lacunes qu'il revient sans cesse de relever et de corriger. Voilà pourquoi : « *La stratégie OMS pour les médecines traditionnelles ou parallèles a pour but d'aider les pays à : - élaborer des politiques nationales portant sur l'évaluation et la réglementation de ces pratiques ; - établir une base de données plus solide sur l'innocuité, l'efficacité et la qualité des produits et pratiques traditionnelles ou parallèles ; - veiller à ce que ces médecines soient accessibles et abordables, notamment les plantes médicinales essentielles ; - promouvoir le recours justifié sur le plan thérapeutique à ce type de médecine, de la part des prestataires de soins comme des consommateurs.* »[35]

---

[35] O.M.S., « Lancement par l'OMS de la première stratégie mondiale pour les médecines traditionnelles ou parallèles » 12 mai 2002, http://www.who.int/mediacentre/news/releases/release38/fr/

DEUXIÈME PARTIE

La médecine traditionnelle africaine, la médecine européenne et la médecine chinoise : leur face-à-face sur le terrain de la considération mutuelle, la manière dont chacune considère l'autre

Avant tout autre propos, dans mon regard d'acteur formé en santé publique et en médecine tropicale habitué à observer la pratique des soins de santé en Afrique, m'appuyant sur mon expérience de promoteur de plusieurs centres de santé, il me paraît important d'établir une comparaison ne fut-ce que sommaire entre la médecine traditionnelle africaine, la médecine européenne et la médecine chinoise, une comparaison à partir des trois éléments pratiques : le paiement de l'acte médical, l'établissement du diagnostic et les visées du traitement de la maladie ; le diagnostic étant défini comme temps de l'acte médical permettant d'identifier la nature et la cause de l'affection dont un patient est atteint ; le traitement de la maladie étant défini comme l'ensemble des méthodes employées pour lutter contre une maladie et tenter de la guérir.

En Afrique	Médecine traditionnelle africaine	Médecine européenne	Médecine chinoise
Comment l'acte médical est-il payé ?	En nature et/ou en argent	En argent uniquement	En argent uniquement
Comment établit-on le diagnostic d'une maladie ?	Tout commence par le récit du patient qui décrit sa douleur et sa souffrance ; au récit fait par le patient se mêle le récit de sa famille et/ou de sa communauté. Ensuite viennent l'interrogatoire et la palpation du corps du patient par le tradithérateupe. Mais le centre de cette démarche, c'est le diagnostic divinatoire, la divination par le guérisseur. Dans une forme d'intuition et d'inspiration, le tradipraticien devine le mal dont souffre le patient et en détermine les causes. Outre le dévoilement de la cause surnaturelle de la maladie, le diagnostic divinatoire établit l'interrelation entre la cause naturelle et la cause surnaturelle de la maladie sur fond d'une articulation socio-psychologique. Ce qui est fondamental tant pour le tradithérapeute que pour le malade lui-même et sa famille, c'est de connaître la cause surnaturelle et de comprendre les raisons qui l'ont intervenir dans la maladie.	Le médecin procède par entendre le malade. Tout commence donc par le récit du patient qui décrit sa douleur et sa souffrance. Dans le colloque singulier médecin-patient, le récit du patient est guidé par les questions que pose le médecin. Ensuite viennent les examens physiques pratiqués par le médecin qui procède par la palpation du corps malade et l'auscultation à l'aide d'un stéthoscope ; également le médecin utilise d'autres instruments spécialisés, notamment, le tensiomètre, le thermomètre, l'otoscope, l'ophtalmoscope, l'abaisse-langue, une pèse-personne,…). Enfin, soit le médecin procède aux prélèvements pour des analyses médicales en laboratoire, soit il recourt à l'imagerie médicale (radiologie, scanner, IRM, endoscopie, échographie, …). Principalement, le médecin cherche à déterminer les causes physiques de la maladie, et secondairement l'origine psychologique de celle-ci. Le diagnostic est donc fondé sur l'écoute et l'observation qui restent les grands principes immuables mettant en avant la réflexion physiopathologique qui vient en appoint des acquis issus de la pratique pour aboutir à la médecine basée sur l'expérience.	Le diagnostic en médecine chinoise s'articule autour de quatre axes : 1.*L'entretien* permet au praticien de poser des questions afin d'obtenir des informations du patient sur sa maladie, ses sensations et malaises, ses antécédents médicaux et familiaux, ses habitudes de vie (sommeil, appétit, etc.) 2. *L'observation visuelle avec palpation* permet au praticien d'obtenir des informations sur l'état émotif, l'état de la peau (sa texture, son humidité, sa température et son élasticité); le tonus musculaire ; l'excitabilité des tissus, etc., l'état de la langue est une source majeure de renseignements, tant par son volume, sa forme, sa couleur, sa texture, que par les caractéristiques de l'enduit blanchâtre qui la recouvre). L'observation permet aussi au praticien d'obtenir les informations sur le teint, l'haleine, la vitalité, la forme et l'état de la langue, le visage, les parties génitales, les ongles, les yeux, les excréments, les bras et les jambes, sur les 5 organes principaux : le cœur, le foie, la rate/ le pancréas, les poumons, les reins. 3. *L'observation auditive et olfactive* (le chinois ancien n'utilise qu'un seul mot « écouter » et « sentir ») permet au praticien d'obtenir des informations sur le son de la voix, la respiration, la toux ou l'éternuement, l'éructation, le gargouillement des intestins, les odeurs dégagés par le patient et par ses excréments (selles et urines). 4. *La prise du pouls* en médecine chinoise permet d'examiner le Qi. En effet, c'est grâce à la force du Qi que le sang circule. le pouls peut se prendre au poignet, mais aussi à la cheville, au cou et à beaucoup d'autres parties du corps.

En ce concerne la maladie, quelles sont les causes recherchées à travers le diagnostic ?	Tout part des forces surnaturelles ou spirituelles supposées être en action. On cherche premièrement les causes surnaturelles ou spirituelles qui sont à la base des maux physiques ; secondairement, on cherche à identifier les causes biologiques, mais elles sont souvent considérées comme les conséquences des motifs surnaturels et/ou du désordre social. Les causes naturelles de la maladie sont toujours susceptibles de relever des causes surnaturelles selon les circonstances qui leur confèrent un caractère problématique. Le diagnostic divinatoire ouvre réellement sur le contexte psycho-social dans lequel s'inscrit la maladie dont souffre le patient.	Tout part de la nature biologique, physique observable et identifiable. On cherche premièrement les causes physiques ou biologiques (leur nature, leur localisation, leur forme et étendue) ; secondairement, on recherche les causes psychologiques ; car, celles-ci sont soit considérées comme une conséquence liée aux causes biologiques ; soit elles sont considérées comme étant elles-mêmes la source première des maux corporels dont souffre le malade. Cependant, le lien psychosomatique n'est pas automatiquement recherché.	Tout part du lien somatopsychique prioritairement établi. Premièrement, on cherche à identifier les causes émotionnelles et les causes environnementales qui sont étroitement liées aux symptômes décrits par le malade. Le lien somatopsychique étant clairement la base d'où part tout diagnostic, les causes biologiques découlent du déséquilibre entre le *ying* et le *yang* ainsi que du blocage de la circulation du *Qi* ; elles sont considérées comme des conséquences découlant soit des causes environnementales (froid, chaleur, sécheresse, …), soit des excès ou des émotionnels, soit encore d'un manque d'hygiène de vie (malade gourmand, fumeur, alcoolique, drogué, …).
Quels sont les principales dimensions du traitement d'une maladie ?	Le traitement mêle à la fois les ingrédients naturels, les rites et les incantations. Donc souvent ritualisé, le traitement d'une maladie englobe plusieurs dimensions : 1° *la dimension spirituelle* (vaincre les causes surnaturelles de la maladie), 2° *la dimension individuelle* (soulager la douleur physique), 3° *la dimension communautaire* (rétablir l'équilibre social). En médecine traditionnelle africaine, le traitement vise donc autant les causes naturelles de la maladie que les causes surnaturelles de celle-ci (sorcellerie, magie, fétiches, esprits mauvais, …). Le caractère global du traitement comprend un aspect curatif et une dimension de protection et/ou de prévention, ce qui revient à dire que le traitement comprend une action sur le corps, une action sur les relations sociales, une action sur les relations aux forces occultes, et une action sur certains états psychiques intérieurs comme l'angoisse, la culpabilité,…	Le traitement est principalement axé sur la dimension physique individuelle et, il s'agit d'éradiquer les causes physiques soit par les moyens chimiques (médicaments), soit par la réparation physique (chirurgie). En cas de maladie mentale, la thérapie est un mélange des moyens chimiques (médicaments) et des techniques psychologiques (suggestions, hypnose, méditations, psychanalyse, psycho-thérapie, auto-analyse, ...). Ici, le traitement de la maladie indique que la pratique de la médecine européenne, fondée sur le raisonnement physiopathologique et l'expérience clinique, a été complétée par la médecine factuelle, basée sur des preuves apportées dans des essais cliniques contrôlés sur des cohortes des patients.	Les objectifs de tout traitement en médecine chinoise c'est d'une part, rétablir l'équilibre Ying/Yang ; et d'autre part, corriger les raisons de blocage de la circulation du Qi. Le Traitement relevant prioritairement du plan somatopsychique, il s'agit de rétablir l'équilibre entre le *ying* et le *yang* au moyen du traitement combinant l'utilisation des ingrédients naturels (plantes, éléments minéraux, substances animales et humaines) et conseils d'hygiène de vie (éviter les excès, combler les vides ou manques). Une pharmacopée spécialisée dans le traitement de symptômes spécifiques est utilisée à cette fin. Le traitement comprend un caractère holistique qui opère à la fois une action sur le corps, et une action sur les états psychiques intérieurs comme la tristesse, la culpabilité, l'apathie, l'angoisse,… La médecine chinoise traite la cause et non le symptôme. Dans ce cas, la cause de la maladie n'est pas ce qui a provoqué le désordre (coup de froid, émotions, nourriture, ...), mais le déséquilibre interne le plus profond que l'on appelle syndrome qu'il faut distinguer des symptômes perçus par le malade. Ainsi, un symptôme comme les maux de tête peut être causé par des désordres internes totalement différents. Bien sûr la cause de ce désordre doit être traitée, mais il s'agit alors de la prévention et non du traitement. Ce ne sont pas exactement les symptômes qu'il faut soigner, mais l'ordre le plus profond qu'il faut rétablir afin que le malade recouvre la santé.

2.1. La médecine européenne face à la médecine traditionnelle africaine

Au-delà de quelques tentatives de compréhension et d'intégration par-ci par-là, c'est une longue histoire d'un face-à-face inamical et tumultueux qui dure voici des siècles. Il faut donc noter, d'une part, les craintes des praticiens de la médecine traditionnelle africaine vis-à-vis des structures et spécialistes de la médecine européenne ; et d'autre part, la méfiance caractérisée des praticiens de la médecine européenne vis-à-vis de la médecine traditionnelle africaine. En effet, d'une part, les praticiens de la médecine traditionnelle nourrissent souvent une certaine méfiance à l'égard des acteurs de la médecine européenne qui recherchent une collaboration avec les tradithérapeutes. Entre autres, les acteurs de la médecine traditionnelle africaine craignent : « *(1) la phagocytose de la médecine traditionnelle par la médecine moderne, qui chercherait à s'approprier certains produits médicinaux, certaines techniques utilisées par les guérisseurs tout en visant à long terme à les éliminer ; (2) l'assujettissement des guérisseurs dans une structure sanitaire de type moderne qui les intégrerait soit à sa périphérie, soit en son centre en qualité de mini-infirmiers tout en niant le reste de leurs activités* »[36]. En effet, la croissance dans le monde du commerce des produits de santé élaborés par les connaissances traditionnelles, associée à l'utilisation

[36] GILLES BIBEAU, ELEN CORIN, MULINDA HABI BIGANZA, MABIALA MANDELA, MAHOYA, MUKUNA, MUKANA KA MATUMONA, NSIALA MIAKA MAKENGO, *La médecine traditionnelle au Zaïre : fonctionnement et contribution potentielle aux services*, Ottawa, CRDI (Centre de recherches et de développement international), 1979, p. 53

grandissante des connaissances traditionnelles comme guide pour la recherche biomédicale et le développement de produits, a entraîné un large débat sur l'appropriation illicite des connaissances traditionnelles. L'accès et l'utilisation des connaissances médicales traditionnelles dans les recherches scientifiques posent le problème de la propriété intellectuelle dès lors que ceux qui s'en approprient demandent des brevets qui font que les connaissances et les produits qui en résultent deviennent des propriétés rémunératrices privées. Les questions connexes du consentement préalable en connaissance de cause et du partage équitable des avantages font également partie de ce débat. Les scientifiques et les industries pharmaceutiques exploitent les connaissances et produits traditionnels sans demander le consentement des guérisseurs traditionnels et des populations chez qui ils vont chercher ces connaissances et produits traditionnels. De même, les scientifiques et les industries pharmaceutiques ne leur rétrocèdent pas équitablement les bénéfices et avantages qui en résultent. Le commerce international des médicaments traditionnels est en augmentation : selon la Chambre de commerce chinoise pour l'importation et l'exportation de médicaments et de produits de santé, les exportations de ces médicaments ont représenté 1,8 milliard de dollars en 2010. Les médicaments traditionnels sont de plus en plus utilisés en dehors des cultures traditionnelles et bien au-delà des zones géographiques traditionnelles sans une connaissance appropriée de leur utilisation et de leurs principes fondamentaux. Ils sont aussi consommés à différentes doses, extraits de diverses manières et utilisés pour des indications non traditionnelles. Le fait que les médicaments traditionnels sont très répandus dans le monde, ajouté aux efforts faits pour les intégrer dans les systèmes de santé nationaux modernes, accroît la demande d'informations sur leur sécurité, leur efficacité et leur qualité, mais aussi alimente le débat sur la propriété intellectuelle. Ainsi, de nombreux éléments s'opposent à la standardisation de la médecine traditionnelle, à commencer par les tradipraticiens eux-mêmes qui sont réticents à la collaboration avec la biomédecine. En effet, quelles garanties ont-ils sur le long terme quand des laboratoires pharmaceutiques achètent leurs connaissances des plantes et gagnent ensuite des sommes colossales grâce à celles-ci ? Quel intérêt ont-ils à rompre la notion de secret qui entoure leur pratique si cela rend les savoirs de la médecine traditionnelle accessibles à tous ? La médecine traditionnelle marche déjà très bien sans intégration à un système de santé formel, pourquoi cela devrait-il changer ?

Aux yeux des praticiens de la médecine traditionnelle, le respect de l'importance sociale et culturelle des connaissances traditionnelles revêt tout autant un grand intérêt que le respect de sa valeur économique. Humeurs et/ou rumeurs, la médecine européenne en Afrique n'a jamais complètement conquis l'adhésion des Africains dans leur ensemble. Au compte d'autres préoccupations, on attribue à la médecine européenne la stérilisation forcée des femmes, l'inoculation des maladies mortelles, l'impuissance à guérir certaines maladies. Ces histoires reflètent souvent la peur qu'inspire la médecine occidentale en Afrique. Selon Hariet A. Washigton « *en persistant à traiter par le mépris ces craintes parfois justifiées des Africains, on manquerait une occasion de comprendre pourquoi de tels soupçons pèsent sur la médecine occidentale en Afrique. Le fait est que le continent a eu affaire à un certain nombre de médecins occidentaux doublés de criminels, qui ont intentionnellement administré des produits mortels sous couvert de prodiguer des soins ou de mener des recherches. En mars 2000, Werner Bezwoda, chercheur sur le cancer à l'université de Witwatersrand, en Afrique du Sud, a été renvoyé après avoir réalisé des expériences en administrant de très hautes doses de chimiothérapie à des patientes noires atteintes de cancer du sein, sans doute sans les en avoir informées ni avoir obtenu leur consentement. Au Zimbabwe, en 1995, Richard McGown, un anesthésiste écossais, a été accusé de cinq meurtres et reconnu coupable de la mort de deux nourrissons auxquels il avait injecté des doses mortelles de morphine. Et le docteur Michael Swango, condamné pour meurtre après avoir plaidé coupable d'avoir tué trois patients Américains en leur injectant des doses létales de potassium, est soupçonné d'avoir causé la mort de soixante autres personnes, dont beaucoup au Zimbabwe et en Zambie dans les années 1980 et 1990 – il n'a jamais été jugé pour les accusations concernant l'Afrique. Ces médecins tueurs sont bien connus sur tout le continent africain, mais le plus tristement célèbre est Wouter Basson, qui dirigea le « Project Coast », le service sud-africain chargé des armes chimiques et biologiques pendant l'apartheid. Le docteur Basson fut jugé pour avoir tué des centaines de Noirs en Afrique du Sud et en Namibie de 1979 à 1987, souvent par injection de poisons. Il n'a jamais été reconnu coupable par les tribunaux sud-africains, alors que ses lieutenants ont livré des témoignages fournis et circonstanciés sur les crimes médicaux qu'ils avaient commis sur des Noirs. La médiatisation de tels agissements a contribué à l'expansion dans toute l'Afrique d'une peur de la médecine occidentale, y compris dans des pays où les médecins occidentaux n'ont jamais été très nombreux. Une peur que l'on ne peut guère se permettre sur un continent où l'accès aux soins est si difficile. Un quart des malades de la planète se trouvent en Afrique subsaharienne, mais seulement 1,3 % du personnel soignant mondial. Selon les normes établies par les Nations unies, il faut au minimum 2,5 travailleurs médicaux pour 1 000 habitants, mais seuls six pays d'Afrique atteignent ce quota. De ce fait, la méfiance à l'égard des soignants occidentaux a des conséquences directes. Ainsi, la poliomyélite progresse depuis 2003 au Nigeria, au Tchad et au Burkina-Faso, car beaucoup refusent la vaccination, convaincus que les vaccins sont contaminés par le virus du sida ou contiennent des produits stérilisants. Des craintes qui pourraient sembler fantasques – n'entaient les témoignages de scientifiques ayant travaillé pour le Project Coast de Wouter Basson, qui ont reconnu que trouver des moyens de mener une stérilisation clandestine et sélective des Africains faisait partie de leurs priorités.* »[37]

[37] HARIET A. WASHINGTON , « Afrique - La peur du médecin blanc », article publié en anglais dans *The New York Times*, traduit et publié dans *Courrier international* - 7 août 2007, http://www.courrierinternational.com/article.asp?obj_id=76498 http://www.geo-phile.net/IMG/pdf/AFRIQUE_-_La_peur_du_medecin_blanc.pdf

Du côté de la médecine moderne, la méfiance caractérisée de la médecine européenne vis-à-vis de la médecine traditionnelle africaine a été longuement documentée. Cette méfiance est ici bien illustrée par les propos de Pieter Gustaaf Janssens, médecin belge : « *Personne n'ignore l'existence de par le monde de médecines dites parallèles, qui font d'ailleurs l'objet d'un battage médiatique soutenu. La médecine « régulière », ou « orthodoxe », s'élève fermement contre toutes les formes de ces médecines dites aberrantes...médecine archaïque. La médecine orthodoxe a toujours été liée au cours de l'histoire aux du temps, mais, une attitude hostile aux pratiques antérieures est restée constante* »[38]. Pieter Gustaaf Janssens poursuit : « *Les médecins de formation classique ont adopté vis-à-vis de ces rebouteux, dénommés actuellement tradipraticiens, l'attitude méprisante fondée sur le préjugé habituel de toute corporation ; cette attitude sert aussi de prétexte pour insister sur les risques inhérents à l'utilisation de « médicaments indigènes » de composition secrète, variable et incontrôlable* ». Beaucoup de praticiens en médecine occidentale ne considèrent pas que la médecine traditionnelle africaine mérite le nom de « médecine » ou ait un rôle sérieux à jouer dans la médecine moderne telle qu'elle se pratique aujourd'hui. En effet, dans les milieux scientifiques médicaux, la médecine traditionnelle africaine est considérée comme pseudo-scientifique par une grande partie de la communauté médicale. D'autres n'approuvent

---

[38] PIETER GUSTAAF JANSSENS, « aspects médicaux » in PIETER JANSSENS, MAURICE KIVITS, VUYLSTEKE, JULIUS (éds), *Médecine et hygiène en Afrique centrale de 1885 à nos jours*, vol. I, Bruxelles, Fondation Roi Baudouin,1992, p. 36 et p.8

tout simplement pas qu'elle mérite le nom de « médecine », à leurs yeux c'est du charlatanisme. Leur point de vue est souvent justifié par le fait que beaucoup de pratiques au sein de la médecine traditionnelle africaine n'ont pas de support scientifique. Donc, dans le sujet des professionnels de la santé exerçant la médecine européenne, il ressort une vision conflictuelle entre médecine traditionnelle et médecine moderne. De plus, beaucoup des pratiques au sein de la médecine traditionnelle africaine sont tout simplement non reconnues légalement, par exemple, l'usage des plantes médicinales n'est pas du tout règlementé dans les pays africains. Même si on reconnaît que l'art de guérir africain a un rôle secondaire à jouer dans les soins de santé primaires, les milieux scientifiques médicaux s'accordent pour dire que la médecine traditionnelle africaine a des limites au niveau du traitement des pathologies lourdes ou des maladies graves comme le cancer. Elle ne peut tout au plus qu'alléger les douleurs et les symptômes, mais ne peut guérir le patient. Cette vision antagoniste entre la médecine occidentale et la médecine traditionnelle africaine est tellement ancrée dans les mentalités de telle sorte que les gouvernements des pays africains, à travers leur maigre budget consacré à la santé des populations, ont eux aussi la fâcheuse habitude d'investir massivement dans la médecine européenne ou occidentale dite moderne, et pas du tout dans la médecine ancestrale de leur peuple. Ce qui ralentit énormément le développement, la professionnalisation et le redéploiement de celle-ci.

Malgré cela, on se rend compte que, face à la médecine occidentale largement imposée par la Traite des Noirs, par la colonisation, et aussi par les politiques des indépendances et de l'après-indépendance, la médecine traditionnelle africaine n'a pas capitulé. Au contraire, elle s'est maintenue voire même réorganisée en s'adaptant. Elle a continué d'occuper les espaces régionaux éloignés des villes et les quartiers urbains non couverts par la médecine occidentale. En effet, en Afrique, la médecine européenne n'est pas parvenue à occuper tout l'espace en matière des soins de santé, elle n'est jamais parvenue à couvrir tous les besoins des Africains en matière des soins de santé. Cette impuissance, cette incapacité et cette insuffisance de la médecine occidentale sont visibles dans une Afrique où les chiffres élevés de morbidité et de mortalité des maladies, s'ils peuvent être contestés, sont au moins révélateurs de la crise profonde que traversent actuellement les systèmes de santé des États africains qui ne misent que sur la médecine occidentale pour couvrir les besoins en soins de santé de leurs populations. Organisés sur le modèle occidental et privilégiant la médecine européenne dite « médecine moderne » ou « bio-médecine », mais souffrant de nombreuses lacunes, les soins préconisés par cette médecine apparaissent peu capables de couvrir tous les besoins des populations en soins de santé. Ainsi, en Afrique, pour 4 personnes sur 5, la médecine traditionnelle reste-t-elle le premier recours en ce qui concerne les soins de santé primaires. Bien qu'elle puisse faire l'objet d'usages abusifs et des substances potentiellement dangereuses, la médecine traditionnelle semble donc être un élément à prendre compte afin d'améliorer la prise en charge des maladies en Afrique. Car cette médecine reste pour beaucoup d'Africains, pauvres, le seul recours ou le seul rempart en cas des maladies. Jean-Pierre Dozon voit donc juste lorsqu'il indique que : « *La médecine traditionnelle est aussi le premier – et parfois unique – recours face à des structures formelles de santé qui fonctionnent assez mal et restent inadaptées aux populations qu'elles prétendent soigner : trop peu de médecins et de personnel qualifié, infrastructures surchargées et obsolètes, conditions de prise en charge des patients désastreuses... Dans ce contexte, le repli sur la médecine traditionnelle ne constitue pas un rejet de la biomédecine en soi, mais plutôt une réaction à la manière dont cette biomédecine dysfonctionne dans les pays africains* »[39].

Dans le quotidien, selon leurs visions du monde et leur pouvoir d'achat, les Africains situent toujours « la médecine des Blancs » face à leur médecine ancestrale : « Je me soigne avec la médecine des Blancs », « la médecine des Blancs n'est pas parvenu à me guérir alors je me suis tourné vers la médecine de chez nous » ; ou encore « j'étais soigné avec la médecine de chez nous (médecine traditionnelle), mais ensuite je me suis tourné vers la médecine des Blancs, et ça va mieux ». Ce va-et-vient dans les soins de santé, est qualifiable à la fois de continu et discontinu. La discontinuité réside dans le fait que, dans le sujet des Africains, certaines maladies ne peuvent être soignées que par la « médecine des Blancs », c'est le cas notamment des maladies qui nécessitent la chirurgie ; alors que d'autres peuvent être soignées par les deux médecines, et par la médecine des Blancs et par la médecine africaine. Cette discontinuité ne paraît pas

[39] CECILE, « Echanges avec J-P Dozon : le rôle de la médecine traditionnelle en Afrique subsaharienne », in *Etudiants & Développement* du 14 avril 2011
http://www.etudiantsetdeveloppement.org/node/3089

toujours nette, elle garde un flou non défini dans ses limites, car souvent le recours à l'une ou l'autre médecine est souvent dicté par le pouvoir d'achat des intéressés.

Voilà donc déjà plusieurs siècles que la médecine occidentale est largement présente sur le continent africain, depuis l'époque de grandes explorations européennes en passant par les siècles de l'esclavage des Noirs jusqu'à la période faste de la colonisation. Et depuis les indépendances jusqu'à ces jours où plusieurs pays ont déjà commémoré leurs 50 ans d'indépendance, la médecine occidentale ou européenne s'est imposée très largement sur le marché des soins de santé en reléguant presque dans une position périphérique la médecine traditionnelle des Africains. Autrement dit, sans avoir anéanti ni fait disparaître la médecine traditionnelle africaine, la médecine occidentale s'est donc taillé la part du lion sur le marché des soins de santé en Afrique. Elle occupe une grande place et un choix de première importance dans les soins de santé en Afrique, surtout lorsqu'il s'agit des maladies graves et des grandes épidémies comme l'Ebola et le Sida. Face à cette implantation historique de grande envergure de la médecine occidentale en Afrique, la médecine traditionnelle africaine n'a pas disparu, au contraire elle a survécu et s'est adaptée, et voire même, dans ces dernières décennies, on constate qu'elle est de mieux en mieux organisée à certains endroits et qu'elle tend de plus en plus à se développer[40]. Or pendant cette même période, sur le

---

[40] L'Organisation Mondiale de la Santé (OMS) renseigne dans son *56ème rapport de l'assemblée mondiale de la santé, du 31 mars 2003*, que : « Le nombre de pays disposant d'une réglementation pour les plantes médicinales est passé de 50 en 1994 à 70 en 2001. Des

marché des soins de santé en Afrique, on a vu apparaître et se développer de manière substantielle la médecine chinoise dans tous les pays africains du nord au sud, de l'est à ouest. La présence de la médecine chinoise en Afrique ne passe plus inaperçue ; elle est présente sur la place publique dans les villes où elle côtoie non seulement la médecine européenne, mais également la médecine traditionnelle africaine. Là où la médecine européenne ne parvient pas à combler les besoins en soins de santé des populations, celles-ci n'ont pas d'autres choix que de recourir à la médecine traditionnelle africaine et à la médecine chinoise qui s'implante tranquillement dans le paysage des soins de santé en Afrique.

---

instituts nationaux de recherche sur la médecine traditionnelle ont également été créés et le financement de la recherche a augmenté. Ainsi, 21 des 46 pays de la Région africaine disposent d'instituts qui font de la recherche sur la médecine traditionnelle. Dans la Région du Pacifique occidental, le nombre de ces instituts est passé de 4 en 1990 à 11 en 2001. Aux Etats-Unis, le budget du Centre national pour la médecine complémentaire ou parallèle est passé de US $2 millions en 1992 à US $113,2 millions en 2003 ». ORGANISATION MONDIALE DE LA SANTE, *56ème assemblée mondiale de la santé*, 31 mars 2003 : « Médecine traditionnelle / Rapport du secrétariat ». http://apps.who.int/gb/archive/pdf_files/WHA56/fa5618.pdf
Pour sa part, le Forum économique de l'ONU en 2009 indique ceci : « L'intégration de la médecine traditionnelle dans les systèmes de santé modernes est certainement prise au sérieux par certaines grandes institutions de recherche à travers le monde. En 2007, 62 pays dans le monde avaient des instituts de médecine traditionnelle, contre 12 en 1970 ». cf. : *Potential of traditional medicine should be fostered, Economic and Social Council President tells panel on attaining Millennium Development Goals in public health.* UN Economic and Social Council (2009).

2.2. La médecine chinoise face à la médecine traditionnelle africaine

Dans la majeure partie des écrits sur la médecine chinoise, on souligne le fait que, dans sa tradition millénaire, la médecine chinoise se base sur une analyse de l'ensemble du corps humain, puisque tout est relié, chaque partie du corps est interdépendante d'une autre. En Afrique, cette vision holistique de la médecine chinoise convient parfaitement à la vision africaine de la maladie et des soins. « *La médecine traditionnelle chinoise est une médecine très proche de la médecine africaine en ce sens qu'elle privilégie la santé par les méthodes naturelles de soins et rend l'être humain premier responsable de sa santé. La médecine chinoise traditionnelle est fondée sur une théorie du fonctionnement de l'être humain en bonne santé, d'un point de vue physiologique, psychologique, anatomique, etc. Elle tente également d'expliquer par la médecine du terrain les causes des maladies et les mécanismes biologiques et psychiques qui en sont les conséquences. La médecine chinoise cherche à comprendre l'être humain dans son ensemble, aussi bien sain que malade, tant du point de vue des symptômes visibles qu'invisibles, par une gestion de l'équilibre de l'énergie interne. ... C'est une vieille médecine qui a fait ses preuves et qui devient incontournable. Elle est présente dans les tous pays du monde avec beaucoup d'efficacités et de considérations. ... Mais en Afrique nous n'avons pas à remplacer une médecine par une autre, mais il faut utiliser les forces de l'une pour combler les faiblesses de l'autre. Nous avons assez de plantes médicinales africaines qui ont fait leurs preuves et dont l'utilisation a besoin d'être généralisée. En plus des plantes, l'Afrique dispose naturellement d'une source intarissable de compléments alimentaires (les roches, les argiles, les feuilles de moringa, les feuilles de baobab, les fruits, les légumes, les carapaces des crustacés, les coquilles, etc.)* »[41]. Pour les Africains comme pour les Chinois, s'attacher à la médecine chinoise a aussi une valeur culturelle parce que c'est une manifestation de la culture traditionnelle chinoise dans le domaine de la santé. Il en va de même pour les Africains pétris de leur culture, recourir à la médecine traditionnelle africaine c'est une manifestation d'ancrage dans leur vision du monde concernant la santé, la maladie et les soins.

Dès lors, on convient de l'importance de la médecine traditionnelle en Afrique, qu'elle soit africaine ou chinoise, elle va de pair avec la vision du monde africaine. Lors de la 6ème journée africaine de « la médecine traditionnelle » à Yaoundé (Cameroun), le 31 août 2008, le directeur régional de l'OMS pour l'Afrique, le docteur Luis Sambo, affirmait que l'Afrique ne pourrait réussir à améliorer la santé de ses populations si la médecine traditionnelle n'est pas prise en compte dans les soins de santé primaires. Il avait invité les pays africains à poursuivre le programme d'institutionnalisation de la médecine traditionnelle avec l'aide de l'OMS[42]. Il va sans

---

[41] http://www.afriquebio.com/pages/medecine-traditionnelle-chinoise/

[42] En 2008, lors de la Journée africaine sur le thème de « la médecine traditionnelle », les ministres de la santé de 47 États africains et les experts ont réfléchi sur les façons d´intégrer des tradipraticiens dans le système sanitaire des États membres de l'Union africaine. Réunis le 31 août 2008 à Yaoundé (Cameroun) dans le cadre de la 6e Journée africaine de la médecine traditionnelle, ils ont évalué le degré d'avancement de la décennie africaine de la médecine traditionnelle

dire que cet encouragement bute souvent à l'effort d'organisation et de reconnaissance de cette médecine dans les politiques de santé engagées par les États africains, et aussi l'effort à consentir pour leur octroyer un financement conséquent. Or dans presque tous les États africains, la médecine traditionnelle est le paria en matière de financement. C'est une médecine qui ne se déploie que dans l'informel alors qu'elle occupe des espaces assez larges en matière des soins de santé. C'est dans cette informalité qu'elle est rejointe par la médecine chinoise.

En dehors de certains aspects de la médecine traditionnelle chinoise, telle que l'acupuncture, intégrés dans la pratique des structures hospitalières modernes mises en place par la coopération des États africains avec la Chine, la médecine traditionnelle chinoise évolue tout comme la médecine traditionnelle africaine en grande partie dans la sphère informelle. Les États africains en général sont incapables de fournir des statistiques fiables tant pour les praticiens de la médecine traditionnelle africaine que pour les praticiens de la médecine chinoise. En Afrique, du fait qu'elles évoluent en parallèle, la médecine chinoise et la médecine traditionnelle africaine ne sont pas interdépendantes. Cependant, il faut noter que certains Africains restent méfiants du caractère exotique des ingrédients utilisés en médecine chinoise, qui sont en général des ingrédients importés et dont les Africains ne maîtrisent pas la connaissance. Dans certains milieux populaires africains, les craintes soulevées par les produits

---

2001-2011, adoptée en 2001 à Tripoli, en Libye – « La médecine traditionnelle s'organise » in *Ouvertures. Temps du citoyen* http://www.ouvertures.net/la-medecine-traditionnelle-sorganise/#sthash.COgnYY7P.dpuf

dérivés de la médecine chinoise rendent d'autant plus celle-ci suspicieuse et infréquentable. Les raisons de cette méfiance sont autant d'ordre économique que d'ordre sanitaire. Les médicaments traditionnels commercialisés par des Chinois en Afrique biaisent le marché intérieur des soins de santé en raison de leur prix très bas par rapport à l'activité médicale locale, et en raison du doute qu'ils font naître sur leur origine et leur efficacité.

2.3. La médecine européenne face à la médecine chinoise en Afrique

À l'inverse de la médecine occidentale, découpée en spécialités, la médecine chinoise voit le corps humain dans sa globalité. Chaque partie du corps, chaque organe est dépendant de l'autre. Selon le chimiste français François Guinot : la médecine occidentale et la médecine traditionnelle chinoise sont deux démarches fondamentalement différentes. « *En occident, depuis deux ou trois siècles, nous avons imaginé qu'une maladie était le dysfonctionnement d'un mécanisme biologique donné et qu'un médicament avait pour objet de le réparer. À partir de ce principe, nous avons fait des progrès extraordinaires. Une exigence s'est ajoutée : la pureté du médicament. C'est l'inverse pour la médecine traditionnelle chinoise (terme inventé par Mao Zedong) qui s'intéresse aux déséquilibres de l'ensemble du corps humain, et vise à rétablir le « QI » (ndlr : l'équilibre du corps et son énergie vitale). Le traitement est réalisé à partir d'un certain nombre de plantes. On est loin de la pureté exigée dans l'industrie pharmaceutique occidentale.* » François Guinot précise : « *Si la médecine traditionnelle chinoise traite l'ensemble du corps humain pour rétablir notre équilibre à travers les plantes, la médecine occidentale elle, s'attache à rétablir le dysfonctionnement d'un mécanisme précis, avec des molécules purifiées issues de l'industrie pharmaceutique. Voisines, ces deux médecines pourraient trouver des convergences, notamment dans le traitement de maladies chroniques et/ou lourdes. La médecine traditionnelle chinoise est une démarche empirique. Mais ça ne veut pas dire qu'elle ne soit pas scientifique. On en revient aux « savoirs sauvages » dont parlait Claude Lévi-Strauss, cette capacité extraordinaire d'observation qui permet de faire des corrélations »*[43]. La médecine chinoise considère aussi la santé comme une interaction harmonieuse entre le corps et le monde extérieur.

En Afrique, le face-à-face qu'on observe entre la médecine occidentale et la médecine chinoise relève de leur différence, alors que le côte à côte médecine occidentale, médecine chinoise dénote de leur complémentarité à développer. Dans la littérature comparant la médecine occidentale à la médecine chinoise, il est souvent affirmé leur différence en ces termes : la médecine occidentale se concentre surtout sur la suppression des symptômes d'une maladie en utilisant les méthodes directes : par exemple, soigner le mal de tête lorsqu'on a mal à la tête, ou soulager la douleur au pied lorsqu'une personne a mal au pied. La médecine chinoise quant elle,

---

[43] FRANCOIS GUINOT, « Médecine traditionnelle chinoise et médecine occidentale : une complémentarité à développer » in *Canal académie* (Les académies et l'Institut de France sur Internet). http://www.canalacademie.com/ida7046-Medecine-traditionnelle-chinoise-et-medecine-occidentale-une-complementarite-a-developper.html

se base sur une vision holistique, sur une analyse de l'ensemble du corps humain tant psychique que physique, puisque tout est relié. De même que chaque partie du corps est interdépendante d'une autre, de même le psychique influence le physique et vice versa. Par exemple, quand une personne attrape un rhume, la médecine occidentale dit que sa maladie est causée par une infection virale, mais pour la médecine chinoise, ce mal, ressenti physiquement, est causé par un déséquilibre entre le *yin* et le *yang* parce que les canaux d'énergie sont bloqués. La médecine occidentale préconise « qu'il faut voir pour le croire »; la médecine chinoise suit un autre principe qui est basé sur le *yin* et le *yang* et une philosophie d'interdépendance et d'opposition. La médecine chinoise croit en l'existence de canaux énergétiques et de points d'acupuncture même si on ne peut pas les voir à l'œil nu ou au microscope. Il existe plusieurs grandes différences d'approche entre la médecine chinoise et la médecine occidentale. L'une plus grande différence qui existe entre la médecine chinoise et la médecine occidentale c'est leur fondement même. La première (c'est-à-dire la médecine chinoise) prend racine dans la culture traditionnelle chinoise qui pense que notre corps est en perpétuel mouvement, avec un équilibre permanent, mais instable entre deux éléments essentiels, le *yin* et le *yang*. Le *yin* est le principe femelle, passif. Il est le symbole de l'ombre et de la Lune. À l'opposé, le *yang* est le principe mâle, actif, représentant la lumière et le Soleil. L'équilibre entre les deux est essentiel pour que chaque chose dans l'univers soit en harmonie. Une personne est en bonne santé lorsque l'énergie circule bien dans son corps, le long des canaux méridiens. La moindre perturbation de l'harmonie entre le *yin* et le *yang* et la circulation du *Qi* crée un déséquilibre, un manque d'énergie ou un excès. Ces anomalies se manifestent sous la forme de multiples symptômes, troubles du sommeil ou douleurs diverses par exemple. Ainsi dans la médecine chinoise on pense que toute matière dans cet univers possède un côté physique et un côté spirituel (le tangible et l'intangible). Les deux parties qui s'influencent sans cesse réciproquement forment une entité complète, le déséquilibre de l'un entraîne le déséquilibre de l'autre ; alors que la seconde (la médecine occidentale) est le fruit d'une des branches de la science empirique moderne. L'observation et l'expérimentation sont le cœur de la connaissance médicale exclusivement biologique. C'est ainsi que, par exemple, la médecine occidentale conventionnelle ne reconnaît pas l'existence de méridiens ou canaux énergétiques dans le corps humain comme le présente la médecine chinoise, parce que les connaissances anatomiques ne peuvent pas en faire la preuve. C'est une médecine qui a recours aux avancements technologiques et scientifiques en développement permanent. Grâce à ces machines, aux tests cliniques savamment réalisés et aux diagnostics précis, elle peut trouver et analyser la pathogénie dont le patient est atteint. En plus, c'est une médecine rigoureusement divisée en plusieurs sous-branches en fonction des pathologies à Traiter, on a ainsi des spécialités différentes, par exemple pour les yeux, l'ophtalmologie, pour le cerveau, la neurologie, pour les dents la dentisterie, pour le cœur la cardiologie, etc. Il n'y a rien de toutes ces subdivisions en médecine chinoise où prime l'approche holistique tant le traitement de la maladie que dans la représentation du corps lui-même.

Dans la médecine traditionnelle chinoise, les différentes méthodes des soins (pharmacopée, rituels, acupuncture...) sont intimement liées, de sorte qu'il est impossible en l'état d'évaluer l'efficacité de l'une entre elles de façon séparée. Le face-à-face médecine occidentale, médecine chinoise se manifeste non seulement dans leur fondement même, il se manifeste aussi dans la pratique. La médecine occidentale s'intéresse en effet au cas par cas, la clinique est au cœur de sa pratique, par exemple, pour un mal de tête, elle prescrira des médicaments pour que la douleur s'atténue, alors que la médecine traditionnelle chinoise va s'attacher au patient, au contexte, au corps dans sa globalité, aux raisons profondes de la douleur qualifiée de déséquilibre, afin que celles-ci ne se reproduisent plus. Dans la médecine chinoise, le corps et l'esprit sont liés : la souffrance de l'un se répercute donc sur l'autre. Ils sont vus comme un tout, dans leur globalité. La médecine occidentale, avec ses spécialistes très pointus, a eu tendance à oublier cet aspect, ce qui explique peut-être l'engouement actuel vers les médecines alternatives. Pourtant ces deux médecines, la médecine occidentale et la médecine chinoise ne s'opposent pas, au contraire, elles se complètent.

Le côté-à-côte médecine chinoise, médecine occidentale qui dénote de leur complémentarité encore à développer, est visible dans les structures des soins de santé moderne tant en Chine même qu'en dehors de celle-ci. C'est ainsi par exemple en ce qui concerne l'acupuncture, la communauté scientifique médicale invalide dans une quasi-unanimité l'ancien concept des méridiens, ce qui n'empêche pas quelques scientifiques médicales de recourir à cette technique des soins. Plusieurs pays de l'Union Européenne et d'Amérique du Nord ont donné une place dans leur système de soin à l'acupuncture, c'est le cas du Canada, de l'Angleterre, de l'Allemagne au travers des « heilpraktikers » qui sont pris en charge par le système de santé. La notion de « QI » (énergie) et de méridiens est totalement étrangère à la médecine occidentale et aucune expérience n'a jusqu'ici montré sa pertinence. Néanmoins, l'acupuncture ayant des effets relaxants est parfois utilisée en complément d'un accompagnement médicalisé pour lutter contre certains problèmes liés aux stress, à la douleur, à l'insomnie ou à certaines pathologies à dominante psychosomatique. C'est dans ce cadre qu'elle est parfois proposée à des patients polypathologiques ou ayant des traitements lourds. Le plus intéressant, c'est lorsque comme la médecine européenne, la médecine chinoise lie le somatique et l'émotionnel (le psychologique), le psychosomatique ou le somato-psychique. Par exemple, voici, en médecine chinoise, les cinq émotions fondamentales qui peuvent causer des maladies quand elles sont en déséquilibre. Chaque émotion est associée à un organe qu'elle peut affecter particulièrement. La colère (*Nu*) est associée au foie, la joie (*Xi*) est associée au cœur, la tristesse (*You*) est associée au poumon, les soucis (*Si*) sont associés à la rate/pancréas, la peur (*Kong*) est associée aux reins. Selon les principes de la médecine chinoise, l'excès de colère peut provoquer le déséquilibre. La colère englobe également l'irritation, la frustration, l'insatisfaction, le ressentiment, le refoulement émotionnel, la fureur, la rage, l'agressivité, l'emportement, l'impatience, l'exaspération, l'animosité, l'amertume, la rancune, l'humiliation, l'indignation, etc. Qu'elle soit exprimée exagérément, ou au contraire refoulée, la colère affecte le foie. Exprimée violemment, elle cause une ascension anormale du Qi, provoquant des syndromes appelés « montée du *yang* du foie » ou « feu du foie ». Ceux-ci occasionnent souvent des symptômes à la tête : céphalées et migraines, rougeurs dans le cou, visage rouge, yeux rouges, sensation de chaleur dans la tête, goût amer dans la bouche, vertiges et acouphènes. Par contre, de la colère refoulée provoque une stagnation du *Qi* du foie pouvant s'accompagner des symptômes suivants : ballonnements abdominaux, alternance de constipation et de diarrhée, règles irrégulières, syndrome prémenstruel, état cyclothymique, soupirs fréquents, besoin de bailler ou de s'étirer, oppression de la poitrine, boule à l'estomac ou dans la gorge et même certains états dépressifs. En effet, en cas de colère refoulée ou de ressentiment, il arrive souvent que la personne ne ressente pas sa colère comme telle, mais qu'elle se dise plutôt déprimée ou fatiguée. Elle aura de la difficulté à s'organiser et à planifier, manquera de régularité, sera facilement irritable, pourra tenir des propos blessants envers ses proches, et enfin avoir des réponses émotionnelles disproportionnées par rapport aux situations qu'elle vit. À la longue, la stagnation du *Qi* du foie peut mener à une stagnation du sang du foie puisque le *Qi* aide le sang à circuler. Cela est plus particulièrement remarquable chez les femmes, car leur métabolisme est très lié au sang; on pourra entre autres voir survenir divers problèmes menstruels. Il en va de même pour l'émotion de la joie qui est associée à l'organe « cœur ». La joie excessive, au sens pathologique, comprend aussi l'exaltation, la frénésie, l'agitation, l'euphorie, l'excitation, l'enthousiasme extrême, etc. Lorsque cette émotion de la joie devient excessive, les personnes sont surexcitées, leur esprit ne peut plus se concentrer. Quand la joie est excessive, elle ralentit et disperse le *Qi*, et affecte le cœur son organe associé, ainsi apparaissent les symptômes suivants : l'hypersensibilité, l'agitation, la nervosité, des palpitations cardiaques, des insomnies. À l'opposée, la joie insuffisante s'apparente à la tristesse. Elle pourra affecter et le poumon et provoquer les symptômes inverses. Les émotions apparentées à la tristesse sont la peine, le chagrin, la dépression, les remords, la mélancolie, l'affliction, la désolation, etc. Une tristesse vécue sur une trop longue période peut devenir pathologique : elle diminue ou épuise le *Qi* et attaque le poumon. Les symptômes du vide du poumon sont l'essoufflement, la fatigue, les états dépressifs, la voix faible, les pleurs incessants, etc. Selon les principes de la médecine chinoise, l'excès de soucis peut aussi causer de maladies. Les soucis englobent les états émotifs suivants : l'anxiété, les pensées obsessives, les inquiétudes persistantes, le surmenage intellectuel, les sentiments d'impuissance, la rêverie, etc. L'excès de soucis inclut l'excès de pensées. Les gens qui s'en font pour tout, ou alors qui s'inquiètent pour un rien souffrent souvent d'une faiblesse de la rate/pancréas qui les prédispose à être soucieux. Inversement, avoir trop de soucis noue et bloque le *Qi*, et affecte cet organe. Si le *Qi* de la Rate/Pancréas est faible, il devient ardu d'analyser les situations, de gérer les informations, de solutionner les problèmes ou de s'adapter à du nouveau. L'excès des soucis peut se transformer en rumination mentale ou en obsession, la personne se « réfugie » dans sa tête. Voici les principaux symptômes d'un vide du *Qi* de la rate/pancréas : une lassitude mentale, la rumination de pensées, des inquiétudes, de la difficulté à s'endormir, des pertes de mémoire, des difficultés de concentration, des pensées confuses, de la fatigue physique, des étourdissements, des selles molles, un manque d'appétit. Selon les mêmes principes de la médecine chinoise, la peur est pathologique lorsqu'elle est trop intense, elle peut nous paralyser ou créer des frayeurs néfastes; si elle devient chronique, elle causera de l'anxiété ou des phobies. La peur entraîne le *Qi* vers le bas et affecte les reins. De la même façon, un vide du *yin* des reins prédispose la personne à se sentir anxieuse. Puisque le *yin* des reins s'épuise avec l'âge, phénomène aggravé à la ménopause, il n'est pas étonnant de constater que l'anxiété soit plus présente chez les personnes âgées et que plusieurs femmes se sentent anxieuses au moment de la ménopause. Les manifestations du vide du *yin* des reins sont souvent concomitantes à celles d'une montée de chaleur ou d'un vide du cœur : de l'anxiété, de l'insomnie, des transpirations nocturnes, des bouffées de chaleur, des palpitations, une gorge et une bouche sèches, etc. Mentionnons aussi que les reins contrôlent les sphincters inférieurs ; une faiblesse du *Qi* à ce niveau, conséquente de la peur, peut provoquer une incontinence urinaire ou anale.

La complémentarité entre la médecine chinoise et la médecine occidentale est d'ailleurs la perspective officielle sur base de laquelle la Chine établit sa coopération médicale avec les pays africains. La politique chinoise en matière de coopération médicale ne considère pas la médecine chinoise comme une alternance à la médecine occidentale. Elle trouve que le futur de la médecine chinoise se trouve du côté de la science moderne et de la biochimie. Le gouvernement travaille depuis des décennies à identifier les aspects traditionnels efficaces et à les intégrer dans la médecine moderne – et à se débarrasser des pratiques trop archaïques. Car, pour lui, il n'y a pas d'opposition avec la médecine occidentale. C'est ainsi que la plupart des hôpitaux ultramodernes et super équipés construits par des Chinois en Afrique contiennent tous les services de la médecine occidentale auxquelles sont adjoints quelques services de la médecine chinoise, notamment l'acupuncture et la massothérapie, efficaces surtout dans le traitement des personnes atteintes de lombalgies, de cervicalgies, mais aussi de dépression.

C'est ici l'occasion d'examiner la question posée dans l'introduction de l'ouvrage, à savoir : l'avènement de la médecine chinoise en Afrique est-il une menace ou une chance pour le redéploiement de la médecine traditionnelle africaine ? Pour rappel, dans sa conquête du monde, la percée de la Chine en Afrique est plus remarquable. Pour conquérir l'Afrique, grâce à sa diaspora, la plus grande au monde, la Chine mise, certes, sur l'aide au développement, mais elle mise surtout sur la diffusion de sa culture millénaire et la mise en valeur de son patrimoine dont fait partie la médecine traditionnelle chinoise. Dans ces conditions, quelles sont les chances qu'elle peut laisser au redéploiement de la médecine traditionnelle africaine ? Le système traditionnel des soins de santé en Afrique largement dominé par la médecine européenne fait emmarger aussi une importante activité médicale souvent informelle dominée par un modèle rural avec une forte exploitation des savoir-faire médicaux traditionnels qui envahissent également les villes. Pour un redéploiement de la médecine traditionnelle africaine plus compétitif et de plus en plus accessible, l'Afrique doit se méfier du piège de la facilité qu'offre la pénétration de la Chine en Afrique. En matière des soins de santé, recevoir des investissements directs des Chinois sans bâtir et renforcer un appareil national est une facilité dangereuse. Profiter des apports étrangers sans prévenir leur retournement futur par la création d'un savoir-faire local est aussi une imprudence. Se positionner en simple receveur, sans anticiper les mouvements à venir de recul des investissements chinois, ou les cycles de crise à venir, est également une imprudence qui frise l'irresponsabilité. Le développement des activités médicales chinoises en Afrique peut donc rapidement constituer un danger pour le système de soins de santé, celui de substituer les pratiques anciennes de la médecine européenne par les pratiques nouvelles de la médecine chinoise. L'arrivée massive de la médecine chinoise en Afrique couplée à la domination qu'exerce déjà la médecine européenne peut avoir comme effet néfaste l'inhibition des activités de la médecine traditionnelle africaine. Le principal risque pour les soins de santé en Afrique est de se retrouver à terme dans une situation de dépendance exagérée vis-à-vis des deux systèmes des soins de santé, le système européen, déjà en place, et le système chinois, qui tendra de plus en plus à s'imposer comme référence. Pour le système des soins de santé en Afrique, il ne faut pas que la percée et l'essor de la médecine chinoise en Afrique se transforment en une nouvelle dépendance à long terme, qui nuirait au redéploiement de la médecine traditionnelle africaine. Les bénéfices à court terme du commerce médical avec la Chine ne doivent pas hypothéquer à long terme la qualité et la soutenabilité de la croissance africaine en matière du renforcement qui doit être apporté au savoir-faire médical local. Pour parvenir à endiguer une dépendance exagérée vis-à-vis de la Chine comme vis-à-vis de l'Europe, il faut aux décideurs africains en matière de soins de santé une volonté politique et une capacité à jouer habilement des relations multilatérales complexes dont l'Afrique est aujourd'hui le théâtre. La médecine européenne malgré ses innombrables écueils reste tout de même un atout que les Africains maîtrisent de plus en plus. Après tout, il existe, par-delà les péripéties coloniales, une vieille tradition d'échanges des savoirs et savoir-faire entre l'Afrique et l'Europe. Les peuples européens et les peuples africains se connaissent. Ils se mélangent. Les importantes communautés africaines en Europe constituent autant de points d'ancrage pour les relations entre les deux continents. Les histoires communes ne peuvent s'oublier. Si l'intervention de la Chine en Afrique contribue à desserrer l'étau d'un huis clos étouffant entre l'Afrique et l'Europe, il est évident que, sans exclure la Chine ni se mettre la Chine sur le dos, l'Afrique a tout intérêt à continuer à bâtir une histoire commune avec l'Europe sans exclure la Chine. Que les bases de cette histoire changent est une chose. Qu'elles s'égalisent, qu'elles s'harmonisent, cela est légitime et inévitable. Dans la diversification indispensable de ses partenaires, l'Afrique doit privilégier des relations respectueuses et avec la Chine et avec l'Europe. Les besoins de l'Europe, les besoins de la Chine et ceux de l'Afrique sont très complémentaires. Ne serait-ce que démographiquement. Il appartient aux Africains de faire aujourd'hui les bons choix. Ces quelques considérations montrent combien il est important, pour les gouvernements africains, de maintenir un équilibre politique raisonnable dans la coopération avec la Chine en matière de soins de santé.

TROISIÈME PARTIE

La médecine traditionnelle africaine, la médecine européenne et la médecine chinoise : les préalables pour une possible collaboration et une éventuelle complémentarité dans les soins de santé en Afrique

De par mon expérience en tant que promoteur de plusieurs centres de santé s'appuyant sur ma formation en médecine tropicale et en santé publique, poser mon regard sur l'intéressant face-à-face que vivent dans les grandes villes africaines la médecine chinoise, la médecine européenne et la médecine traditionnelle africaine, c'est aussi faire des propositions à partir des éléments intéressants qui ressortent de la prospection que j'ai réalisée dans le face-à-face que se font ces trois médecines en Afrique. Pour une possible collaboration et une éventuelle complémentarité dans les soins de santé en Afrique, les trois propositions suivantes me semblent pertinentes pour une pratique efficiente tant de la médecine chinoise, de la médecine européenne que de la médecine traditionnelle africaine : (1°) le renforcement d'une politique de reconnaissance mutuelle, (2°)

l'encouragement à la création des espaces de partage des connaissances, (3°) la promotion d'un élan pour la définition des objectifs communs.

3.1. La reconnaissance mutuelle

Dans les soins de santé en Afrique, le tout premier préalable pour une possible collaboration et une éventuelle complémentarité entre la médecine traditionnelle africaine, la médecine européenne et la médecine chinoise résident dans une mutuelle reconnaissance entre ces trois médecines, une reconnaissance non seulement de leur existence effective, mais aussi de leur expertise respective. Chaque médecine possède une expertise avérée que les autres médecines doivent lui reconnaître. Cette reconnaissance est la condition première pour une possible collaboration entre elles. Dans cette optique, la médecine traditionnelle africaine, la médecine européenne et la médecine chinoise doivent être regardées non pas dans l'optique de l'antagonisme, mais plutôt dans la perspective de la complémentarité. Déjà en 1992, le médecin belge Pieter Gustaaf Janssens avait essayé d'établir un vaste champ de « *collaboration entre les médecines traditionnelles et les médecines modernes* » en citant notamment : « *a) les maladies mentales pour lesquelles le médecin européen des régions tropicales se sent incapable d'interpréter correctement les implications socio-culturelles ont constitué le champ d'élection pour une rencontre constructive de la médecine traditionnelle et de la médecine moderne. Les critères et les frontières de cette collaboration ont été aisément établis et le passage de l'hôpital au village du guérisseur se fait sans difficultés...*

c) Certains phytothérapeutes se sont montrés compréhensifs et ont fourni des matières premières et des indications sur le mode d'emploi de leurs préparations moyennant rétribution. Comme ils n'ignorent pas que le dosage de leurs poudres, breuvages et lavements est un de leurs points délicats, ils espèrent se garantir contre ce risque en recevant des indications plus précises sur les dosages. Il n'est pas impossible qu'ils entrevoient qu'au cas où l'une ou l'autre de leurs plantes médicinales renfermerait un produit recherché par l'industrie pharmaceutique, ce besoin de matériel ouvrirait un large débouché économiquement intéressant. d) Les rebouteux qui réduisent fractures et luxations, qui ponctionnent des plèvres, extraient le ver de Guinée et parfois les puces djiques ou les myiases et Traitent des plaies ne s'opposeront sans doute pas à l'amélioration de leurs résultats grâce à l'usage de désinfectant externe et interne... d) les matrones ont compris depuis longtemps que la sacoche « Unicef » ou des secours similaires présentait de sérieux avantages pour la conduite des accouchements, où apparaît la concurrence avec des accoucheuses du service officiel. Améliorer les conditions d'hygiène en disposant d'une toile plastifiée lavable, de ciseaux, de ligature pour le cordon, de désinfectant et de savon relève leur standing et assure une pratique plus rémunératrice. Il est en outre évident qu'il est possible d'obtenir leur collaboration pour la vaccination antitétanique : l'exemple de la Sierra-Léone le prouve »[44].

---

[44] PIETER GUSTAAF JANSSENS, « aspects médicaux » in PIETER JANSSENS, MAURICE KIVITS, VUYLSTEKE, JULIUS (éds), *Médecine et hygiène en Afrique centrale de 1885 à nos jours*, vol. I, Bruxelles, Fondation Roi Baudouin, 1992, p. 41- 42

Sur le terrain, pour qu'elle soit effective et efficiente, la reconnaissance mutuelle entre les acteurs de premier plan dans les deux médecines passe par des engagements et des arrangements au niveau local.

De la part de la médecine européenne, il est attendu qu'elle reconnaisse que la médecine traditionnelle africaine joue un rôle considérable dans les soins de santé, car il est connu qu'en Afrique, jusqu'à 80 % de la population a recours à la médecine traditionnelle au niveau des besoins de soins de santé primaires. Il est attendu qu'elle reconnaisse que la médecine chinoise catalyse de plus en plus l'attention des Africains qui la découvrent. Dès lors, il est donc impérativement nécessaire d'instaurer des méthodes d'encouragement et de développement de la recherche conjointe entre la médecine européenne et la médecine chinoise en matière de valorisation et d'exploitation de la pharmacopée des territoires d'ancrage de la médecine traditionnelle africaine. Ceci n'est possible que dans la mesure où s'installe une dynamique de synergie réaliste.

Dans le système des soins de santé en Afrique on n'insistera jamais assez sur l'importance de la reconnaissance mutuelle entre la médecine européenne et la médecine traditionnelle africaine comme l'un des principes clés sur lesquels se fonde une couverture médicale efficace des populations africaines. Cette reconnaissance mutuelle même non structurée ou non formalisée permet le libre-échange d'informations et des savoirs entre acteurs sans obligation d'harmonisation entre ces deux médecines. Tout en prônant l'importance de cette reconnaissance mutuelle, l'on ne peut manquer de mettre en évidence les problèmes suivants : l'absence de données fiables sur l'application de la reconnaissance mutuelle, la réticence des praticiens ou acteurs du terrain, médecins et tradipraticiens, à approuver les produits et le savoir-faire qu'ils ne connaissent pas, surtout lorsque ceux-ci sont exprimés dans des langues qu'ils ne connaissent pas.

La médecine traditionnelle est depuis longtemps l'élément essentiel des soins de santé pour de nombreuses populations. En Afrique, la médecine traditionnelle, qu'elle soit africaine ou chinoise, apporte une contribution importante à l'état de santé de nombreuses communautés, et d'ailleurs, certaines communautés des pays développés y ont de plus en plus recours. La forme la plus populaire de médecine traditionnelle est le traitement phyto-thérapeutique. Il faut reconnaître à ce sujet que de la fin des années 1970, l'Organisation Mondiale de la Santé ne cesse de faire recommandations pour que se mettent en place en Afrique des dynamiques de reconnaissance de la médecine traditionnelle et de ses praticiens. Cette reconnaissance consiste en son intégration au sein du système de soins officiel et conventionnel. Cette reconnaissance qui a pour principal objectif l'amélioration de la santé des populations passe d'une part, au niveau social, par l'encadrement professionnel des activités des tradipraticiens, et d'autre part, au niveau thérapeutique, par la recherche sur les plantes médicinales et le développement de remèdes traditionnels améliorés. Cette reconnaissance débouche sur l'ouverture d'une possible complémentarité entre les médecines traditionnelles et la médecine européenne autrement appelée biomédecine. Car, la médecine traditionnelle, qu'elle soit chinoise ou africaine, paraît prendre en charge des aspects de la maladie et de son traitement mis de côté par la biomédecine d'origine occidentale. Dès lors, la reconnaissance mutuelle entre ces médecines établit une possibilité de faire des liens entre la biomédecine et la médecine traditionnelle, les praticiens de la première reconnaissant progressivement qu'ils ont à apprendre de la seconde, les acteurs de la seconde reconnaissant les atouts indéniables de la première qui a fait preuve d'efficacité et d'efficience voici déjà plusieurs siècles. La reconnaissance mutuelle a pour double résultat : 1° l'intégration des tradipraticiens et de la médecine traditionnelle dans les systèmes de santé formels ; 2° la mise à disposition de remèdes traditionnels sûrs et efficaces pouvant devenir un moyen important de développer l'accès pour tous aux soins de santé. Une reconnaissance effective entre les médecines traditionnelles et la biomédecine menant à une « médecine intégrative » en Afrique, c'est-à-dire une médecine où sont acceptés et intégrés les principes de collaboration et de complémentarité entre les différentes médecines constitue un élément important des politiques de santé nationales. La reconnaissance de cette médecine à elle toute seule ne suffit pas, elle recommande l'établissement d'un dialogue permanent sur le terrain entre les praticiens des différentes médecines ou mieux, la création des structures de rencontre et de partage des connaissances.

3.2. Le partage des connaissances médicales

Toute médecine possède une expertise et un savoir-faire basés sur un ensemble conséquent des connaissances. Quelle que soit leur nature, toutes les connaissances médicales représentent un corpus de représentations mentales relatives aux maladies et à la manière de les soigner. Dès lors, tout praticien en médecine doit entretenir et perfectionner ses connaissances ; il doit prendre toutes les dispositions nécessaires pour participer à des actions d'amélioration de ses connaissances et savoir évaluer ses pratiques professionnelles. Un des préalables majeurs pour une collaboration et une complémentarité entre la médecine traditionnelle africaine, la médecine européenne et la médecine chinoise dans les soins de santé en Afrique résident non seulement dans la reconnaissance de leur expertise respective, mais surtout dans le partage des connaissances. Les défis de la collaboration et de la complémentarité commencent tout d'abord par le partage des connaissances. Certains acteurs de la médecine européenne estiment que la médecine chinoise et la médecine traditionnelle africaine n'ont pas leur place aux côtés de la médecine européenne telle qu'elle est enseignée sur les bancs des Facultés universitaires. Dès lors, comment justifier un partage des connaissances entre ces trois médecines que tout sépare sur le plan des modalités de l'appréhension de la santé et de la maladie, et surtout sur le plan des pratiques de la transmission des connaissances ? En réponse à cette question d'une très grande importance, les partisans de la collaboration et de la complémentarité entre ces trois médecines pensent que : la maladie tout comme la santé sont des phénomènes multifactoriels et multidimensionnels. Par conséquent, leur appréhension nécessite plusieurs approches complémentaires. Ainsi, l'approche holistique et l'interdisciplinarité s'imposent de soi. La médecine traditionnelle qu'elle soit africaine ou chinoise, et la médecine moderne (européenne) ont beaucoup à apprendre l'une de l'autre malgré leurs différences notoires. Dans la littérature, certains chercheurs, comme Priya Shetty, livrent une analyse sur leurs rapports difficiles et indiquent les contours d'une possible complémentarité[45]. Dans le quotidien des soins de santé, la collaboration et la complémentarité entre la médecine traditionnelle africaine, la médecine européenne et la médecine chinoise supposent premièrement, une capacité d'ouverture de chaque médecine à l'autre, et deuxièmement, une reconnaissance mutuelle en expertises. Cette collaboration entre le traditionnel et le moderne a le grand avantage d'enrichir chacun des deux systèmes par une fécondation mutuelle. La collaboration et la complémentarité entre ces trois médecines renvoient absolument à la prise en compte du grand défi qu'est le dépassement des préjugés, à savoir les préjugés de la médecine européenne vis-à-vis de la médecine traditionnelle africaine et de la médecine chinoise, et vice versa. C'est bien dans cet esprit que Pieter Gustaaf Janssens souligne qu'« *Examiner dans quelle mesure la médecine traditionnelle africaine permet de retrouver des racines de notre biomédecine amène à déceler des composantes humaines fondamentales utiles à la pratique de la médecine moderne dont la base scientifique risque de minimiser les aspects humains* »[46]. La collaboration entre les systèmes de soins de santé

---

[45] PRIYA SHETTY, « Place de la médecine traditionnelle dans le système de santé : faits et chiffres » in *Science et Développement* (SciDevNet) publié le 30 juin 2010, http://www.scidev.net/afrique-sub-saharienne/maladie/article-de-fond/place-de-la-m-decine-traditionnelle-dans-le-syst-me-de-sant-faits-et- chiffres.html

[46] PIETER GUSTAAF JANSSENS, « Anthropologie médicale » in JANSSENS, P.G., KIVITS, M., VUYLSTEKE, J. (dir), *Médecine et hygiène en Afrique centrale de 1885 à nos jours*, vol. I, Bruxelles, Fondation Roi Baudouin, 1992, p.38

relevant de la médecine traditionnelle africaine et les systèmes des soins de santé à l'européenne[47] fut déjà inscrite dans les grandes options du Comité africain de l'Organisation Mondiale de la Santé (OMS). Pour qu'une telle collaboration soit efficiente, il faut commencer par clarifier la position intellectuelle des praticiens de la médecine européenne face à la médecine traditionnelle africaine et face à la médecine chinoise. En définitive, à l'éventualité d'une collaboration entre ces trois médecines, il est fondé de sonder la volonté réelle des praticiens de la médecine européenne de collaborer avec les acteurs des autres médecines.

Dans la perspective d'une possible collaboration entre la médecine européenne, la médecine traditionnelle africaine et de la médecine chinoise, le partage des connaissances ou des savoirs est un facteur clé du développement des capacités dans les soins offerts aux populations. Les réponses de ces trois médecines aux défis d'une société africaine en déficit des soins de santé doivent viser à accroître les échanges entre les différents acteurs œuvrant dans le partage des connaissances liées aux soins de santé. Du fait qu'en Afrique, la médecine européenne, la médecine chinoise et la médecine traditionnelle africaine opèrent toutes sur le même terrain et dans les mêmes sphères de la population, leurs acteurs échangent leurs savoirs sans même qu'ils en soient conscients. Une possible organisation systématisée des partages des connaissances les obligerait à œuvrer au sein

[47] Cf. Comité africain de l'Organisation Mondiale de la Santé (OMS), « La médecine traditionnelle et son rôle dans le développement des services de santé en Afrique ». Session de 1976, Kampala, 1976, résolution WHA 28.88

d'une "communauté de pratique" comme lieu d'échange méconnu et pourtant capital pour la circulation des savoirs. Le partage des connaissances entre ces trois médecines œuvrant en Afrique suppose pour les acteurs en place optent pour une raisonnable plateforme de mise en commun des connaissances. Cela requiert de la part des acteurs une planification d'un emploi du temps de partage. Partager ses connaissances requiert un minimum d'effort intellectuel pour obtenir une certaine qualité et du temps pour les partager. Si la volonté de collaborer entre les acteurs de ces trois médecines n'instaure pas une politique dans le partage de connaissances, alors personne ne prendra le temps de partager ses connaissances. Instaurer le partage des savoirs ou des connaissances entre les trois médecines suppose également que leurs acteurs respectifs s'inscrivent dans une philosophie d'échange des savoirs dynamique. Ce partage des savoirs inclut entre autres des activités de mise en valeur des résultats de la recherche de chacune de ces trois médecines dont l'enjeu principal est celui d'une amélioration de la qualité du service de santé publique et d'une diminution des coûts globaux espérée à service égal.

Une possible collaboration entre la médecine européenne, la médecine chinoise et la médecine traditionnelle africaine est non seulement un lieu de partage des connaissances, elle est aussi un espace de découverte de nouvelles connaissances qui est une exigence pour une approche intégrée des soins offerts aux populations dans le contexte spécifique qu'est le contexte africain. La confrontation aux mêmes maladies en milieu africain, le déficit des soins offerts aux populations et leurs coûts, la faiblesse de couverture des populations en matière des soins de santé, tous ces facteurs et bien d'autres rendent impérative une meilleure collaboration entre les différents soignants de ces médecines présentes sur le continent. L'organisation pratique d'une possible collaboration entre elles est un des moyens de l'améliorer. Car, elle favorise une meilleure connaissance des compétences et limites des uns et des autres et promeut un respect mutuel des contributions de chacun. Elle permet également de définir et de participer à une mission commune, une responsabilité partagée entre soignants, voire même, une répartition claire des tâches et un partage régulier d'informations représentent les autres facteurs clés de succès. Il semble donc évident que d'autres facteurs de réussite doivent être pris en compte. Outre une meilleure connaissance et un respect des contributions des uns et des autres, un élément essentiel est un travail en phase avec les priorités et les missions du système de soins existant dans chaque pays africain. En Afrique, les obstacles les plus souvent cités à l'encontre d'une collaboration entre les différentes médecines sont les rôles et responsabilités ambigus attribués aux acteurs de la médecine traditionnelle africaine et aux acteurs de la médecine chinoise, les conflits de pouvoir entre différents professionnels liés aux différences de culture, de philosophie ou d'exigences de formation. Une possible collaboration entre les trois médecines est une des voies pour vaincre ces obstacles. Cela devrait se traduire par des plages de formation communes entre les acteurs de ces différentes conceptions de soins de santé. Le but de la collaboration entre les trois médecines serait alors pour chacune d'entre de favoriser une meilleure connaissance des compétences et limites des autres soignants, et de promouvoir le respect des contributions des autres. Par ailleurs, la mise en place d'un travail d'équipe au niveau communautaire de ces trois médecines peut être grandement facilitée si elle est soutenue sur le plan politique et financier. Une responsabilité partagée, une claire répartition des tâches, le partage de l'information, des dossiers communs et finalement une bonne gestion des conflits sont autant d'ingrédients nécessaires à des soins intégrés. Ce qui suppose la définition des objectifs communs.

3.3. La définition des objectifs communs

Entre la médecine traditionnelle africaine, la médecine européenne et la médecine chinoise en Afrique, la définition des objectifs communs constitue un véritable défi d'intégration. Chaque médecine fonctionne à partir de sa vision propre de la santé et de la maladie. Et pourtant, en soignant les maladies, en soulageant les douleurs, toutes les médecines visent le bien-être de la personne humaine. Ceci constitue le fondement même de tout acte médical, quel que soit son ancrage d'origine. Dès lors, un des préalables dans la définition des objectifs communs par les trois médecines concerne tout d'abord une recherche éclairée de l'intégration de la vision du monde qui sous-tende chaque médecine.

Les soins de santé primaires doivent être envisagés comme le premier objectif commun. Il est indéniable que l'intégration de la médecine traditionnelle africaine et de la médecine chinoise dans les systèmes des soins de santé en Afrique où prédomine la médecine européenne est non seulement une urgence, mais surtout un atout pour leur performance. L'insertion de la médecine traditionnelle africaine et de la médecine chinoise dans le programme officiel des soins de santé primaires peut se concevoir à deux niveaux, d'une part, celui de la couverture sanitaire de base ; et d'autre part, celui de la collaboration plus spécifique avec des guérisseurs spécialisés. Il sied que les guérisseurs traditionnels et les médecins chinois puissent rester témoins d'une conception globale de la santé que les praticiens de la médecine européenne n'ont pas toujours le temps ni la disponibilité d'appliquer dans leur pratique. La disponibilité des soins de santé primaires réclame une telle intégration des vues. Les besoins énormes en matière des soins de santé primaires et l'insuffisance des services offerts par la médecine européenne plaident pour une vision intégrée des médecines qui évoluent parfois en antagonisme sur le continent africain. Les soins de santé primaires étant les soins de base requièrent une complémentarité d'expertises et une vision globale ou holistique qui peut être rendue possible par la collaboration entre les trois médecines dont il est ici question.

La prévention des maladies doit être envisagée comme le deuxième objectif commun. Le volet prévention est un terrain où le monopole d'une médecine serait nuisible à la santé des populations africaines. La sensibilisation contre les épidémies comme l'Ebola ou le Sida concerne tous les acteurs des soins de santé qu'ils soient d'obédience moderne (médecine européenne) ou d'obédience traditionnelle (médecine chinoise et médecine traditionnelle africaine). Il est indéniable que la prévention ne peut être laissée à une seule expertise médicale. La prévention est de loin la meilleure des solutions. Il est donc attendu dans l'élan d'une possible collaboration entre la médecine européenne, la médecine chinoise et la médecine traditionnelle africaine d'axer en commun leurs efforts sur la conception de mesures à l'échelle de l'ensemble de la population qui rendent plus aisée l'adoption de modes de vie sains. Pour ce faire, elles doivent non seulement collaborer entre elles, mais aussi faire participer les autres secteurs à une approche multidisciplinaire. Tout ce qui peut être fait pour la collaboration entre ces trois médecines pour simplifier l'approche opérationnelle dans le domaine de la prévention contre les maladies est extrêmement important parce que les défis à relever, comme les maladies elles-mêmes, sont considérables. Les pays africains restent confrontés aux maladies infectieuses et à des systèmes de santé peu solides. Ils doivent faire face à une grave insuffisance de personnel, à des pénuries de médicaments et de fonds, et parfois à l'absence totale de régimes d'assurance permettant de protéger les patients contre les dépenses de soins de santé catastrophiques. Les faiblesses des services de santé publique en Afrique font que les patients se tournent vers le secteur privé, plus coûteux et souvent non réglementé, même pour les soins courants. Les systèmes de santé sont conçus pour la prise en charge des épisodes de maladie infectieuse, au cours desquels le patient survivra ou mourra. Inutile de préciser que de tels systèmes de santé sont très mal préparés pour répondre aux besoins et aux coûts des soins des maladies chroniques. La prévention reste donc de loin la meilleure des solutions. Elle doit non seulement constituer l'objectif commun, elle nécessite la collaboration de tous les acteurs quel soit leur champ de pratique médicale.

Le traitement des maladies infectieuses peut aussi être défini comme l'objectif commun entre la médecine européenne, la médecine chinoise et la médecine traditionnelle africaine. Dans tous les pays africains, on est bien conscient que le fonctionnement d'un plan national de santé ne peut pas seulement s'appuyer sur la médecine européenne, mais il doit aussi intégrer les apports positifs de la médecine traditionnelle qu'elle soit africaine ou chinoise. Pour ce faire, la collaboration entre ces différentes médecines devient un atout à l'amélioration des systèmes nationaux des soins de santé. Dans la perspective d'une collaboration entre la médecine européenne, la médecine chinoise et la médecine traditionnelle africaine, il est impératif de faire apparaître des mécanismes qui ont notamment pour objectifs concrets de développer des guides d'utilisation, de développer des systèmes de standardisation et des méthodologies pour la recherche et l'évaluation des méthodes traditionnelles, à compléter éventuellement avec l'évaluation d'un programme d'acquisition des connaissances et des règles d'exercice. Cela implique donc que soient élaborées des stratégies nationales cohérentes et réalistes pour assurer et garantir l'accessibilité financière aux soins surtout pour les plus vulnérables. Le médecin belge Pieter Gustaaf Janssens parle des perspectives qui font jour sur l'intégration de la médecine traditionnelle africaine dans la médecine classique en soulignant le fait que : « *L'OMS est d'avis que le monde en voie de développement a besoin d'une synthèse de la médecine traditionnelle et de la moderne. Ce processus est en cours pour diverses formes de médecine orientale qui disposent d'instituts de formation où l'enseignement se fait sur base des « canons » appartenant à chaque forme de médecine traditionnelle. Le substrat qui permettrait une opération de synthèse de la médecine traditionnelle africaine est malheureusement inexistant... L'OMS rêve également d'intégrer les tradipraticiens dans les soins de santé primaires et envisage de recycler les guérisseurs dans cette optique* »[48].

En Afrique où il est souvent estimé que jusqu'à 80 % de la population a recours à la médecine traditionnelle au niveau des besoins de soins de santé primaires, parmi les objectifs communs à fixer, il est recommandable, me semble-t-il, d'inscrire les objectifs suivants dans les objectifs des soins de santé : l'investissement dans la recherche sur la médecine traditionnelle ; l'inclusion des produits de la médecine traditionnelle dans les listes nationales de médicaments essentiels ; ainsi que la culture à grande échelle de plantes médicinales et une production locale axée sur les maladies prioritaires contagieuses et non contagieuses. L'objectif commun aux trois médecines serait de contribuer à la mise en œuvre d'une stratégie devant permettre de rendre les services de santé de qualité, accessibles à tous sur le plan géographique et surtout sur le plan financier afin que personne ne sombre dans la pauvreté à cause du coût des services de santé. Comme déjà pré-requis, la concrétisation d'un programme de collaboration exige une reconnaissance mutuelle préalable entre ces trois partenaires que sont la médecine européenne, la médecine chinoise et la médecine traditionnelle africaine. Un tel processus doit passer par un certain nombre d'étapes successives, échelonnées sur

---

[48] PIETER GUSTAAF JANSSENS, « Anthropologie médicale » in JANSSENS, P.G., KIVITS, M., VUYLSTEKE, J. (dir), *Médecine et hygiène en Afrique centrale de 1885 à nos jours*, vol. I, Bruxelles, Fondation Roi Baudouin, 1992, p.40

plusieurs années, et son déroulement être guidé par une vision claire de ce vers quoi les partenaires tendent en termes d'objectifs communs, même s'il faut chercher par « essais » les formes concrètes que doit prendre chaque étape. Privilégier les expériences de collaboration concrète sur le terrain constitue, me semble-t-il, un atout. Car, dans ce type d'expériences, la légitimation vient des acteurs du terrain, un aspect individuel qui concerne la reconnaissance mutuelle entre eux des véritables praticiens dans chaque médecine. Cette manière décentralisée de la reconnaissance mutuelle a pour avantage de faire travailler ensemble des acteurs qui se connaissent et donc, qui sont capables de définir des objectifs communs dans une synergie de partage des connaissances. Aux yeux de certains, cette vision des choses peut paraître comme utopique, et pourtant, elle est rendue nécessaire pour une meilleure couverture des populations vulnérables au pouvoir d'achat modeste en matière des soins de santé.

QUATRIÈME PARTIE

La médecine traditionnelle africaine, la médecine européenne, la médecine chinoise : leurs respectifs défis en Afrique

M'appuyant sur mon expérience en promotion des Centres de santé, mon regard d'acteur de terrain habitué à observer la pratique des soins de santé en Afrique m'amène maintenant à montrer que dans l'intéressant face-à-face que vivent dans les grandes villes africaines la médecine chinoise, la médecine européenne et la médecine traditionnelle africaine se dégagent les défis auxquels doit faire face chacune de ces trois médecines. Autrement dit, la prospection dans le face-à-face qui se vit entre ces trois médecines en Afrique révèle les défis majeurs propres à chacune d'entre elles, défis que je m'emploie maintenant à décrire

4.1. Les défis de la médecine traditionnelle africaine en Afrique

La médecine traditionnelle a sa place dans la société africaine actuelle. Le premier grand défi de la médecine traditionnelle africaine sur le terrain des soins de santé en Afrique est tout d'abord celui de la reconnaissance par la loi et de son intégration organisée dans les systèmes officiels des soins de santé. La médecine traditionnelle africaine, sans distinction d'ethnies, implique l'utilisation de plantes, de racines, d'animaux, de chants, de rituels, … Selon Priya Shertty, le grand défi qui se pose à toute médecine traditionnelle c'est le défi de moderniser la tradition et d'être reconnue dans son expertise. « *Intégrer véritablement la médecine traditionnelle, c'est-à-dire intégrer ses connaissances dans les soins de santé modernes et garantir qu'elle respecte les normes modernes de sécurité et d'efficacité, n'est cependant pas une tâche facile. Beaucoup de chemin reste à parcourir. De plus, on observe une préoccupation croissante chez les défenseurs de l'environnement préoccupés par la survie des ressources naturelles craignent que la croissance du marché de la médecine traditionnelle ne soit un danger pour la biodiversité à cause de la surexploitation des plantes médicinales ou d'un usage accru d'une certaine catégorie d'animaux menacés de disparition comme les tigres, les rhinocéros et les éléphants* »[49].

Le deuxième grand défi de la médecine traditionnelle africaine sur le terrain des soins de santé en Afrique est celui des infrastructures adéquates. C'est un des plus grands handicaps pour l'exercice optimal de la médecine traditionnelle africaine. Comme le souligne Joël Ipara

---

[49] PRIYA SHETTY, « Place de la médecine traditionnelle dans le système de santé : faits et chiffres » in *Science et Développement* (SciDevNet) publié le 30 juin 2010, http://www.scidev.net/afrique-sub-saharienne/maladie/article-de-fond/place-de-la-m-decine-traditionnelle-dans-le-syst-me-de-sant-faits-et- chiffres.html

Motema : « *la médecine traditionnelle africaine manque d'infrastructures adéquates pour son exercice.* »[50] En effet, l'exercice de la médecine traditionnelle africaine n'étant pas souvent réglementé et surtout n'étant qu'insuffisamment contrôlé par l'État, chaque praticien se débrouille pour trouver les moyens d'exercer son art de guérir. Les lieux où s'exerce la médecine traditionnelle africaine sont souvent les habitations privées des praticiens ou encore et bien souvent l'exercice se fait en plein air. Laissé au savoir-faire des tradipraticiens, l'exercice de la médecine traditionnelle africaine ne bénéficie pas de l'aide de l'État qui devait lui permettre d'acquérir des infrastructures de base adéquates pour son exercice. Il ne fait pas l'objet d'une règlementation particulière en matière d'infrastructures de base. Cette situation ouvre un large champ libre au manque d'hygiène, au charlatanisme, aux abus de tous genres.

Le troisième grand défi de la médecine traditionnelle africaine sur le terrain des soins de santé en Afrique est enfin celui de la professionnalisation. La professionnalisation de la médecine européenne et de la médecine chinoise est basée sur une longue initiation académique dans laquelle la transmission des connaissances est soigneusement ordonnée et systématisée. La médecine traditionnelle africaine quant à elle, est très difficile à transmettre parce que rien n'est écrit, rien n'est divulgué, elle n'est enseignée que de maître à élève au cours d'une initiation souvent secrète. Et pour compliquer le tout, il est dit que l'initiation précède la naissance et accompagne

---

[50] JOEL IPARA MOTEMA, « Les contraintes à l'exercice de la médecine traditionnelle à Kinshasa », in *Médecine d'Afrique Noire*, 52, n° 12, Paris- France.

l'être humain au-delà du corps physique. Le praticien de la médecine traditionnelle ne peut donc partager ni sa connaissance ni sa pratique quotidienne. C'est dommage, car la professionnalisation de son exercice souffre de l'obscurantisme qu'on lui reproche souvent. À cette pratique qui relève du secret s'accrochent d'autres reproches adressés à la médecine traditionnelle que résument jusqu'à la caricature Alphonse Kuntz et Patrice Gnaba dans la revue « *Société des Missions Africaines de Strasbourg* » : « *Comment fonctionne la médecine traditionnelle africaine ? Donner une idée claire de son fonctionnement nous paraît malaisé, vu l'ambiguïté et la complexité des procédures (s'il en existe) de ce secteur qui, quoi que l'on puisse en dire, battent leur plein en Afrique. La formulation des médicaments se fait de façon ponctuelle, lors de la consultation avec le malade. Certains sont fabriqués par le broyage de feuilles ou d'écorces. Les mélanges peuvent contenir des centaines de molécules potentiellement actives. Très souvent indéterminée et imprécise, la posologie peut rester approximativement la même. Toutefois, à la différence des produits pharmaceutiques, la qualité fluctue énormément, à cause des composants eux-mêmes et de facteurs tels que les conditions environnementales, la collecte, le transport et le stockage. L'élément actif peut ainsi varier considérablement. Les traitements modernes exigent des dosages précis et normalisés qui sont tributaires du poids du malade ou de la gravité de sa maladie. D'ordinaire, les guérisseurs traditionnels administrent à leurs patients une dose unique ou une combinaison de médicaments concoctée seulement lors de la consultation et fondée sur les symptômes observés. Puisque les connaissances se transmettent de bouche à oreille, aucun test ne permet d'évaluer les propriétés de ces médications. Aussi dispose-t-on de peu de données scientifiques quant à leur efficacité ou à leur innocuité. C'est fort dommage, car il semble bien que certaines plantes médicinales et certaines thérapies comme l'acupuncture ou les massages ont un véritable effet bénéfique. En règle générale, produits et pratiques devraient faire l'objet d'études plus approfondies. Alors que la rigueur est telle aujourd'hui que la mise sur le marché d'un médicament coûte des millions de dollars, la médecine traditionnelle africaine n'est quasiment soumise à aucune règlementation. Cela signifie qu'il existe quantité de faux médicaments et de faux praticiens, ce qui peut avoir des conséquences irrémédiables. D'autant plus que le mode de transmission des savoirs curatifs réduit les chances de développement de cette activité tant sollicitée en Afrique. Certains pays essaient toutefois d'introduire des règles et des normes. Praticiens de la médecine traditionnelle africaine : guérisseurs ou charlatans ? Les consultations, brèves et ciblées dans la pratique médicale moderne, prennent parfois avec les guérisseurs des allures de divination. Pour déterminer l'origine de ce qui altère sa santé, le malade est interrogé longuement sur un grand nombre de sujets autres que les symptômes. Car la maladie n'est pas considérée de prime abord comme un dérèglement physique. Très souvent, à la fin de cette longue enquête, le praticien conclut que le patient a été envouté ou ensorcelé.* »[51] Ceci prouve à suffisance que le défi de

---

[51]ALPHONSE KUNTZ et PATRICE GNABA, « La médecine traditionnelle africaine » in Sociétés des Missions Africaines de Strasbourg, n°2, 2012 « Guérir à tout prix », article publié le 5

professionnalisation que doit relever l'exercice de la médecine traditionnelle africaine donne toute son importance à la nécessité du fait que les praticiens soient mieux formés et qu'ils collaborent entre eux et avec les autres intervenants médicaux.

La professionnalisation de la médecine traditionnelle suppose une double condition préalable : la transmission organisée des connaissances (enseignement et apprentissage), et la mise en place d'un statut officiel pour son exercice. La transmission organisée des connaissances renvoie à une initiation dans laquelle le statut des initiateurs et des initiés est reconnu. Ceci répond au souci d'évaluer la contribution potentielle des soins de santé offerts par les tradipraticiens à la communauté. De même, ceci rejoint aussi la question de la valeur curative et préventive des savoirs et pratiques de santé détenus par la médecine traditionnelle africaine. La professionnalisation et la transmission organisée des connaissances demeurent le défi majeur de la médecine traditionnelle africaine. Pour être pleinement valorisée et lavée de tout soupçon quant à son potentiel nuisible, la médecine traditionnelle africaine doit continuer à faire l'objet de recherches et collectes de données plus approfondies et systématiques. La reconnaissance de la médecine traditionnelle africaine passe par l'écrit, par une certaine standardisation, ainsi que cela a pu être fait pour la médecine traditionnelle en Chine. Un corpus de textes plus élaboré, une classification des plantes et des pratiques permettront à cette médecine d'accéder au statut de médecine savant. Pour cela, l'enjeu

---

septembre 2012. http://www.missionsafricaines.org/la-medecine-traditionnelle,672.html

de taille est la désindividualisation de la médecine traditionnelle qui rend chaque tradipraticien spécifique et la rupture avec la notion de secret qui est au cœur des thérapies traditionnelles en Afrique.

4.2. Les défis de la médecine européenne en Afrique

En matière des soins de santé, la médecine européenne reste la médecine de référence. Le premier grand défi de la médecine européenne en Afrique est tout d'abord celui de ses coûts très élevés pour les populations. Ce qui la rend difficilement accessible pour tous. En effet, pour les populations africaines, l'accès aux soins dépend de plusieurs facteurs, et plus particulièrement de leur pouvoir d'achat. Dans les villes africaines où la médecine européenne garde encore une emprise significative sur le marché des soins de santé, il est connu que les soins dispensés par cette médecine sont dispendieux, c'est-à-dire, ils ont un coût très élevé. En effet, comme le fait remarquer Joël Ipara Motema : « *Le coût de soins à la charge des populations a dramatiquement augmenté, laissant les services médicaux hors de portée des populations les plus pauvres. Les demandes de rémunération complémentaire par le personnel médical sont courantes et les patients insolvables sont souvent gardés de force dans les hôpitaux, soit ils hypothèquent leurs biens de valeur jusqu'à ce qu'ils s'acquittent totalement de dettes dues aux soins reçus. En conséquence, il s'observe : l'inaccessibilité par les communautés de la médecine moderne à cause de son de coût de plus en plus élevé ; l'absence des services médicaux essentiels occasionnés par le délabrement des structures de santé ; la multiplication des officines et centres de santé privés ; l'utilisation de la médecine traditionnelle comme une alternative à la crise du système de santé pour une grande partie des populations en Afrique centrale* »[52]. Tous les qualificatifs sont à ce point attribués aux soins de santé dispensés en Afrique par la médecine européenne : ces soins sont coûteux, onéreux, ruineux, inabordables. Cela s'explique entre autres par le fait que la pharmacopée de la médecine européenne est très coûteuse. La rigueur qu'elle s'impose est telle aujourd'hui que la mise sur le marché d'un médicament coûte des millions de dollars. Les malades en Afrique ont accès aux soins de santé selon leur pouvoir d'achat. Les coûts financiers influencent de manière importante l'accessibilité aux soins de santé. Dans le face-à-face que se font désormais dans les villes africaines la médecine traditionnelle africaine, la médecine européenne et la médecine chinoise, on se rend compte que le pouvoir d'achat des populations joue un rôle essentiel dans l'accessibilité aux soins de santé. De ce point de vue, parmi ces trois médecines, la médecine européenne représente la médecine des gens riches, et la médecine traditionnelle africaine est bien la médecine des gens pauvres, « la médecine des sans-moyens ». Les populations aux pouvoirs économiques et financiers précaires n'ont pas suffisamment accès aux soins de santé qui relèvent de la médecine européenne. Le coût élevé de la médecine européenne rend celle-ci inaccessible aux

[52] JOEL IPARA MOTEMA, « Les problèmes de santé en Afrique centrale et l'aide au développement : le cas de la République Démocratique du Congo »
http://tasamafrika.org/pdf/yayinlar/IparaMotema-EN.pdf

nombreuses populations qui pour la plupart vivent avec moins d'un dollar par jour. Le problème de ressources financières est souvent avancé comme raison faisant obstacle à l'accès aux services de santé. La médecine européenne est la médecine des gens riches, c'est-à-dire, des gens qui ont des moyens. En effet, il faut avoir de l'argent pour s'offrir des soins appropriés dans les hôpitaux et les centres de santé, comme le souligne Doumbouya Mohamed Amin dans son article « *Accessibilité des services de santé en Afrique de l'Ouest : le cas de la Guinée* » : « L'accès aux services de santé renvoie de façon générale à la compatibilité entre le coût et la qualité des prestations sanitaires, d'une part, et le pouvoir d'achat des populations, d'autre part. En Guinée, cet accès demeure restrictif notamment pour les populations à faibles revenus exerçant des activités économiques faiblement rentables. Il est aussi contraignant pour les personnes vivant en zone rurale (63,3% en 2002 contre 69,7% en 1990, selon la Banque Africaine de Développement (BAD), 2004) où, en dehors de quelques postes et centres de santé spécialisés dans les « soins de santé primaire », les hôpitaux sont quasi inexistants ou tout au moins se situent à des dizaines de kilomètres de ces lieux. »[53]

Le deuxième grand défi de la médecine européenne sur le terrain des soins de santé en Afrique est celui de son financement pour des infrastructures adéquates. La

[53] DOUMBOUYA MOHAMED AMIN, « Accessibilité des services de santé en Afrique de l'Ouest : le cas de la Guinée » Working paper n°2008-2, janvier 2008. HAL Id : halshs-00229696 https://hal.archives-ouvertes.fr/file/index/docid/229696/filename/WPDoumbouya.pdf

proximité des services médicaux et la qualité des infrastructures influencent énormément l'accessibilité aux soins de santé. Or, en Afrique, il s'observe, comme le note Joël Ipara Motema : « *l'absence des services médicaux essentiels occasionnés par le délabrement des structures de santé ; la multiplication des officines et centres de santé privés ; l'utilisation de la médecine traditionnelle comme une alternative à la crise du système de santé pour une grande partie des populations en Afrique centrale* »[54]. En Afrique, en général, le financement des systèmes des soins de santé est assuré en grande partie par les ressources de l'État. À cette source de financement, il faut ajouter les fonds provenant des partenaires étrangers, les fonds provenant des bénéficiaires des soins que sont les patients eux-mêmes et aussi les fonds des entreprises locales là où elles existent. Les familles africaines prenant en charge les soins de santé de leurs membres représentent le plus gros contributeur au financement des soins de santé ; malheureusement bien souvent, les familles sont pauvres et donc, ont un pouvoir d'achat faible. Ceci explique en grande partie les difficultés d'accès aux soins notamment pour les plus démunis. Les soins de santé à l'européen étant plus coûteux sont par conséquent inaccessibles financièrement pour une part importante de la population souvent contrainte à débourser des paiements importants et des dépenses catastrophiques et ruineuses. L'insuffisance ou l'absence de financement explique aussi la faiblesse de l'offre et de la qualité des

[54] JOEL IPARA MOTEMA, « Les problèmes de santé en Afrique centrale et l'aide au développement : le cas de la République Démocratique du Congo »
http://tasamafrika.org/pdf/yayinlar/IparaMotema-EN.pdf

soins. En général, dans la plupart des États africains, on remarque d'ailleurs une offre des structures des soins inégalement répartie entre les villes et les campagnes. Le manque ou la faiblesse de financement entraîne bien souvent l'offre des soins de qualité insuffisante. Ainsi on note un déséquilibre d'offres entre les villes et les zones rurales. La médecine européenne est devenue une médecine des villes avec une offre insuffisante pour les zones rurales. « *Le déséquilibre entre villes et zones rurales s'est accentué par la propension à opter pour des réalisations de prestige, à réclamer les dernières nouveautés techniques, même les plus sophistiquées, et à former du personnel ayant des qualifications extrêmement spécialisées. De nouvelles priorités axées sur le rétablissement d'un certain équilibre dans la répartition et l'accessibilité aux services de santé pour tous les citoyens ont été établies. Une réorientation aussi radicale ne saurait se suffire de déclarations d'intention* »[55].

Le troisième grand défi de la médecine européenne en Afrique est celui de l'intégration de la vision africaine de la maladie et de la santé. La pratique de la médecine européenne, fondée sur le raisonnement physiopathologique et l'expérience clinique, a été complétée par la médecine factuelle, basée sur des preuves apportées par des essais cliniques contrôlés sur des cohortes des patients. Une telle médecine est-elle capable de s'ouvrir à d'autres visions du monde de l'art de guérir ? Il s'observe dans la pratique de la médecine européenne en Afrique une

---

[55] PIETER GUSTAAF JANSSENS, « avant-propos » in JANSSENS, P.G., KIVITS, M., VUYLSTEKE, J. (dir), *Médecine et hygiène en Afrique centrale de 1885 à nos jours*, vol. I, Bruxelles, Fondation Roi Baudouin, 1992, p.XXIII

méfiance certaine vis-à-vis de la conception culturelle et de la vision du monde africaine de la maladie et de la guérison. La maladie n'est pas un concept isolé répondant à une étiologie limitée et précise, mais elle est considérée comme une altération de la santé ayant aussi un caractère familial et social. Cet aspect pousse souvent les Africains de se soigner en empruntant deux voies parallèles, celle de la médecine européenne forte de sa technicité, et celle de la médecine traditionnelle africaine proche de leur culture et de leur vision du monde de la santé et de la maladie. C'est dans ce contexte que l'anthropologue canadien Gilles Bibeau met en évidence les raisons évoquées par les patients qui recourent à la médecine traditionnelle africaine ; les raisons qui reviennent le plus souvent sont : « *- l'échec de la médecine de type occidental ; - le désir de connaître la cause profonde du mal ; - la présence de symptômes spécifiques qui font d'emblée penser qu'il s'agit d'une maladie proprement africaine ; - le coût des soins de santé en médecine moderne ; - l'envoi du patient vers la médecine traditionnelle par un membre du personnel médical de la structure moderne* »[56]. L'intégration de la vision africaine de la maladie et de la santé implique dès le départ de prendre en compte la manière dont les malades en Afrique appréhendent leurs maux. Il arrive assez souvent que lors de l'interrogatoire au moment du diagnostic, le malade inclue dans son récit la narration de ses rêves, les impressions et le regard des autres sur lui, les malaises qu'il a ressentis dans ses relations familiales ou sociales. Le malade ressent le

[56] GILLES BIBEAU et les autres, *La médecine traditionnelle au Zaïre : fonctionnement et contribution potentielle aux services de santé*, Ottawa, CRDI, 1979, p. 15 – 16

besoin d'être entendu et accepté dans tout ce qu'il a à dire de son mal.

4.3. Les défis de la médecine chinoise en Afrique

De date récente en Afrique, la médecine chinoise attire de plus en plus une clientèle en nombre qui ne cesse d'augmenter. Le premier grand défi de la médecine chinoise en Afrique est tout d'abord sa reconnaissance et son intégration dans le système de soins de santé. De par son histoire sur le continent africain, la médecine chinoise a conquis les centres urbains, mais elle reste méconnue dans les campagnes et le monde rural africains. Il reste donc que la médecine chinoise garde un statut d' « exotisme » médical que se permettent les gens qui ont une information sur son existence et sa présence en Afrique. Et d'ailleurs, bien souvent c'est par ouï-dire que les Africains découvrent la médecine chinoise. Le grand défi de cette médecine originairement étrangère à l'Afrique est donc sa reconnaissance et son intégration dans le système des soins de santé. Il en découle une approche d'intégration africaine qui doit s'amorcer tant sur le plan structurel que sur le plan culturel. Bon nombre d'Africains qui fréquentent la médecine chinoise le font sur leur initiative personnelle après avoir entendu un témoignage de quelqu'un qui a fréquenté cette médecine. L'autre voie par laquelle la médecine chinoise se fait connaître est celle de la grande diaspora chinoise en Afrique. Les nombreux Chinois qui désormais travaillent dans les villes africaines se soignent par la médecine qu'ils ont amenée de chez eux. Du coup, ils en font la promotion auprès des Africains avec qui ils travaillent. Cependant, l'implantation des officines chinoises en matière des soins de santé n'emprunte pas la voie légale pour s'implanter. Leurs implantations émargent en dehors de tout contrôle étatique. Il n'existe pas un cadastre fiable de ces officines ; autrement dit, dans les grandes villes où évolue la diaspora chinoise qui côtoie les populations africaines, il n'existe pas des répertoires exhaustifs établis par les autorités sanitaires concernant les officines des soins de santé offerts par la médecine chinoise. En dehors des pratiques de la médecine chinoise dans les grands centres hospitaliers construits dans les villes africaines via la coopération Chine-Afrique, la plupart des pratiques de la médecine chinoise se passent dans l'informel. Il n'existe pas des règles que doivent suivre ces officines pour s'implanter et exercer. Sortir de l'informel reste donc le plus grand défi de la médecine chinoise en Afrique. De l'informel au formel, voilà le grand défi de la médecine chinoise en Afrique où les populations naviguent entre la médecine traditionnelle africaine et la médecine européenne.

Le deuxième grand défi de la médecine chinoise sur le terrain des soins de santé en Afrique est celui de son image d'« exotisme ». En effet, les ingrédients qui composent la pharmacopée chinoise utilisée en Afrique proviennent toujours de la Chine. Vus depuis l'Afrique, ces ingrédients médicaux importés de Chine ne sont l'objet d'aucun contrôle, et parfois, nourrissent les rumeurs les plus folles quant à leur efficacité ou leur nocivité. L'innocuité des traitements offerts par la médecine chinoise en Afrique ne résulte souvent d'aucun contrôle sanitaire initié par les autorités en charge de cette responsabilité ; les Africains qui sollicitent le concours de la médecine chinoise pour soigner leurs maladies se fient uniquement aux témoignages et aux on-dit, car les rapports sanitaires officiels sur l'innocuité de la médecine chinoise font défaut. En règle générale, les États africains ne possèdent aucune expertise pour ce genre de contrôle. Dès lors, le caractère d'exotisme de la médecine chinoise en Afrique se transforme en caractère d'opacité ou de manque de transparence. Par conséquent, dans cet univers d'exotisme médical qui attire de plus en plus les Africains, il est très difficile de dénicher les charlatans et les mauvaises pratiques, les trafics de tous genres aux coûts très élevés pour les populations qui ne sont pas sans conséquence désastreuse pour les malades. Les pratiques de la médecine chinoise et la pharmacopée qui les accompagne échappent à tout contrôle. Les autorités africaines manquent d'outils adéquats pour exercer un tel contrôle, ce qui expose les populations africaines qui fréquentent cette médecine à certains risques non mesurables. Pour pratiquer la médecine européenne, les candidats doivent suivre un cursus universitaire, obtenir un diplôme qui les rend aptes à pratiquer, s'inscrire à l'ordre des médecins ou à l'ordre des infirmiers pour être reconnus par l'État et obtenir un statut. Au contraire, il n'existe pas de telles règles pour les praticiens de la médecine chinoise en Afrique. Ceux qui prétendent avoir suivi un cursus en pratique de la médecine chinoise ne donnent pas souvent des garanties suffisantes quant au sérieux de leur formation et à la fiabilité de leur pratique. Ils ne sont pas soumis aux règles précises pour être autorisés à pratiquer. Ceci constitue un véritable défi pour remettre de l'ordre dans ce fourmillement des pratiques de la médecine chinoise à qui on accorde plusieurs vertus, notamment, celle d'être accessible et efficace là où la médecine européenne est inaccessible ou ne réussit pas.

Le troisième grand défi de la médecine chinoise en Afrique est celui de l'adaptation à la culture africaine. Dans une Afrique où les soins des guérisseurs traditionnels ou tradipraticiens s'enracinent dans des coutumes millénaires, il est impératif que la médecine chinoise qui est d'introduction récente en Afrique se fasse une place dans la culture populaire. Comme l'affirme le médecin belge Pieter Gustaaf Janssens : « *Le médecin qui exerce dans un milieu coutumier n'ignore pas que, sauf en cas d'urgence ou de coercition, aucun malade ne vient le consulter pour une maladie grave ou chronique, sans avoir l'aval du devin local* »[57]. Il sera donc difficile pour les Africains de comprendre et de maîtriser les savoirs et techniques de la médecine chinoise si cette dernière demeure un système de soins qui n'intègre pas la culture africaine qui donne sens à tout ce que vivent les populations de ce continent. Comment faire connaître de façon objective les faits de la médecine chinoise et renforcer la communication efficace entre les praticiens chinois et les bénéficiaires des soins que sont les Africains ? Ce sont des défis non négligeables pour la coopération sino-africaine en matières médicales. En effet, il est connu que la médecine chinoise constitue un des aspects importants de la civilisation millénaire de la Chine. Cette civilisation véhicule un ensemble d'éléments culturels à travers lesquels sont compris et expliqués les

[57] PIETER GUSTAAF JANSSENS, « aspects médicaux » in PIETER JANSSENS, MAURICE KIVITS, VUYLSTEKE, JULIUS (eds), *Médecine et hygiène en Afrique centrale de 1885 à nos jours*, vol. I, Bruxelles, Fondation Roi Baudouin,1992, p. 41

maladies et les traitements de celles-ci. Toute médecine est culturellement contextualisée. Dès lors, lorsque la médecine chinoise sort de son contexte culturel et se pratique ailleurs qu'en Chine, le choc culturel est inévitable. À travers la pratique de la médecine chinoise en Afrique, il y a un vécu indubitable de rencontre entre deux cultures différentes, la culture chinoise et la culture africaine. Cette rencontre ne se fait pas sans heurts et sans recherche d'apprivoisement mutuel. La réussite de la pénétration profonde de la médecine chinoise en Afrique ne s'obtiendra qu'au prix réel de l'adaptation de cette médecine à la culture africaine. Il va sans dire que sans cette adaptation, la médecine chinoise ne dépassera pas le seuil des villes africaines dans lesquelles elle de plus en plus présente.

L'implantation de la médecine chinoise suit la courbe de la diaspora chinoise en Afrique. Celle-ci est porteuse de sa culture et fonctionne comme une diaspora ambassadrice de la Chine en Afrique. La diaspora chinoise en Afrique par laquelle transite l'implantation de la médecine chinoise en Afrique véhicule une vision du monde qui, à certains aspects, surprend les Africains. Par exemple, l'absence de l'intervention des causes non-naturelles dans l'explication de l'apparition des maladies, telles que la sorcellerie, les mauvais esprits, le maraboutisme, etc. Or, dans la culture africaine, cet aspect de l'explication de la cause de la maladie est capital ou central ; il place au centre de l'efficacité, la capacité divinatoire du guérisseur traditionnel. Dans la maladie, l'interdépendance entre les causes naturelles et les causes non-naturelles reste le nœud gordien du diagnostic en médecine traditionnelle africaine. Dès lors, un grand défi de la pratique de la médecine chinoise en Afrique reste d'accepter la complémentarité avec la médecine traditionnelle africaine ne fut-ce que pour satisfaire ou rencontrer cet aspect si important de la mentalité africaine. Ce défi de la complémentarité suppose de la part des praticiens de la médecine chinoise en Afrique d'intégrer cette vision africaine de la maladie, ou d'en tenir compte lorsque surgissent les difficultés dans l'application des traitements par exemple. On sait que, dans les traitements de leurs maux, les malades africains combinent souvent les traitements de la médecine européenne et les traitements de la médecine traditionnelle africaine. Ces derniers sont sensés venir à bout des causes non-naturelles de la maladie, alors que les traitements de la médecine européenne ne peuvent que soigner les causes naturelles. Il en va de même du grand défi de la pratique de la médecine chinoise en Afrique : comment parvenir à envisager une maîtrise de cet aspect dans le traitement des maladies chez les Africains qui ne se privent jamais de la combinaison entre les ingrédients issus de la médecine traditionnelle africaine et les ingrédients octroyés par la médecine chinoise ? Parmi les nombreux défis de la médecine chinoise, celui-ci reste de loin le plus grand. Le degré de toxicité des ingrédients de la médecine chinoise reste méconnu par les malades africains ; tout comme le degré de toxicité des ingrédients de la médecine traditionnelle africaine reste méconnu par les praticiens de la médecine chinoise en Afrique. Dès lors, le rapprochement entre les deux modes des traitements des maladies, africain d'un côté et chinois de l'autre, constitue un défi important pour l'intégration de la médecine chinoise dans le macrocosme des soins de santé en Afrique.

CONCLUSION

M'appuyant sur mon expérience en tant que promoteur des centres de santé basée sur ma formation en médecine tropicale et en santé publique, j'ai voulu poser mon regard sur l'intéressant face-à-face que se font de plus en plus la médecine chinoise, la médecine européenne et la médecine traditionnelle africaine dans les villes africaines. Ce regard est une démarche de prospection dans ce face-à-face que se font ces trois médecines pratiquées en Afrique. En effet, désormais dans le quotidien des Africains des grandes villes, la cohabitation entre la médecine traditionnelle africaine, la médecine européenne et la médecine chinoise se vit tantôt sans heurts, tantôt dans l'antagonisme. Positionnées l'une et l'autre dans les anses d'une Afrique où la médecine traditionnelle africaine trouve encore grandement ses marques, les deux médecines originairement étrangères à l'Afrique, à savoir la médecine européenne et la médecine chinoise, se côtoient désormais dans des proportions inégales bien sûr, c'est-à-dire, la médecine occidentale ou européenne se pratique dans une part importante par rapport à la médecine chinoise. Largement mieux outillée (hôpitaux, dispensaires, centre de santé, facultés de médecine et de pharmacie, écoles de formation infirmière, personnel africain qualifié,…), la médecine occidentale ou européenne possède encore une très large part de marché des soins de santé dans les pays africains. On peut réellement parler encore de la prégnance de la médecine occidentale qui renvoie à une notion de force, qui impressionne et s'impose à l'esprit. Cependant la médecine chinoise, nouvellement arrivée sur le continent africain, est en train de grappiller du terrain et de percer petit-à-petit là où la médecine occidentale était dominante et détenait un quasi-monopole à côté de la médecine traditionnelle africaine. Désormais, outre la médecine européenne à laquelle ils sont habitués depuis des siècles, les Africains de villes qui restent encore très attachés à beaucoup de pratiques de leur médecine traditionnelle découvrent progressivement d'autres expertises médicales, notamment l'expertise chinoise en soins de santé.

La prospection dans la coexistence de ces trois médecines (la médecine européenne, la médecine traditionnelle africaine, la médecine chinoise) démontre qu'il y a désormais un ensemble des questions qui ne peuvent plus être éludées, entre autres celles-ci déjà annoncées dans l'introduction de cet ouvrage : vu la rapidité avec laquelle la médecine chinoise se développe sur le continent africain, l'actuel rapport de forces encore inégal entre la médecine européenne et la médecine chinoise, deux médecines originairement étrangères à l'Afrique, restera-t-il ainsi sur le terrain ou bien va-t-il connaître d'autres équilibres ou d'autres évolutions? Se développant de plus en plus, la médecine chinoise en Afrique sonne-t-elle déjà ou sonnera-t-elle dans un avenir proche le glas du recul de la médecine européenne ? Quels sont aujourd'hui les signes annonciateurs de cette perspective ? Quels sont les facteurs qui peuvent être jugés comme déterminants et pertinents capables d'influencer une telle perspective ? Dans la foulée de ces questions, je me demande également : la médecine chinoise est-elle une menace ou une chance pour le déploiement de la médecine traditionnelle africaine ? L'examen de ces questions complexes doit désormais constituer, me semble-t-il, une préoccupation prioritaire de la part des décideurs.

La prospection dans le face-à-face que se font les trois médecines en Afrique m'a amené tout d'abord à montrer que, désormais, sur le plan d'expertises en soins de santé, l'Afrique actuelle est devenue « plurielle ». Il existe une pluralité des soins de santé. C'est-à-dire, en Afrique, surtout dans les grandes villes, il n'y a plus qu'une seule médecine pour expliquer une maladie ou le rétablissement rapide d'une maladie. Le prétendu monopole qu'avait la médecine européenne en Afrique dans certains domaines, voire dans certains milieux, tend à s'effacer au profit d'un foisonnement d'expertises médicales, notamment la médecine chinoise. La médecine occidentale ou européenne n'est plus sur le continent africain la seule expertise médicale originairement étrangère à l'Afrique. Dorénavant, sur le plan des soins de santé, plusieurs expertises médicales se côtoient dans une atmosphère de cohabitation et, bien souvent aussi, malheureusement hélas, dans une ambiance de méfiance caractérisée de la médecine européenne vis-à-vis de la médecine chinoise, tout comme elle l'a toujours été vis-à-vis de la médecine traditionnelle africaine. Cette situation m'a aussi amené à montrer comment à travers un système de soins de santé devenu de plus en plus syncrétique et pluriel, les Africains vont de l'une à l'autre suivant les opportunités et leur pouvoir d'achat, suivant leur vision du monde et leur situation sociale, suivant les rumeurs et les humeurs. Ce large choix dans le recours aux différentes expertises en soins de santé, surtout dans les grandes villes africaines, présente des inconvénients tout comme des avantages qui méritent d'être examinés dans ce que j'appelle « l'hybridation africaine » des soins de santé[58]. Mais ce climat de cohabitation indique surtout, de la part des spécialistes en médecine occidentale ou européenne, que le monopole qu'elle détenait en Afrique dans certains domaines en soins de santé n'est plus d'actualité et ne se poursuivra plus. Moi-même en tant que praticien de la médecine occidentale, je pense que des ajustements et des ouvertures sont désormais une perspective pertinente qu'il faut envisager, comme on le constate en Europe et en Amérique du Nord où les systèmes des soins de santé intègrent de plus en plus les médecines dites parallèles ou alternatives », je pense ici notamment à l'homéopathie, à l'hypnose, à l'acupuncture, à la kinésiologie, à l'ostéopathie, l'ozonothérapie, à la chiropraxie, etc. La médecine chinoise est aussi rangée parmi les médecines parallèles ou médecines alternatives qui ont acquis leur lettre de noblesse dans les sociétés occidentales. Je cite en exemple, pour les avoir côtoyés de près, l'hôpital chinois dans la ville de Montréal au Canada (fondé en 1918), l'hôpital chinois dans la ville de Vancouver au Canada (fondé en 1921), l'hôpital Chinois de San Francisco, puissante et active institution dans cette ville de la Californie aux USA. Aujourd'hui, en dehors du continent

[58] Cf. LUDOVIC LADO, (dir). *Le pluralisme médical en Afrique. Hommage à Éric de Rosny*, Paris, Karthala et PUAC, 2011.

africain, que ce soit en Europe comme en Amérique du Nord, et partout ailleurs dans le monde, en Inde, en Chine, au Brésil, en Australie, ces médecines parallèles connaissent un formidable essor[59]. À ce propos, dans son rapport du 31 mars 2003 sur la médecine traditionnelle, l'Organisation Mondiale de la Santé (OMS) note ceci : « *Pendant la dernière décennie, le recours à la médecine traditionnelle a connu un regain d'attention et d'intérêt dans le monde entier. En Chine, 40 % environ de l'ensemble des soins de santé relèvent de la médecine traditionnelle. Au Chili 71 % et en Colombie 40 % de la population, respectivement, ont recours à la médecine traditionnelle et, en Inde, 65 % de la population rurale utilisent l'ayurveda et les plantes médicinales au niveau des soins de santé primaires. Dans les pays développés, les médecines traditionnelle, complémentaire et parallèle connaissent un succès croissant. Ainsi, le pourcentage de la population ayant eu recours à ces médecines au moins une fois est de 48 % en Australie, 31 % en Belgique, 70 % au Canada, 49 % en France et 42 % aux États-Unis d'Amérique* ». Devant l'impuissance avérée ou supposée de la médecine européenne, elles sont de plus en plus nombreuses les personnes qui se tournent vers ces thérapies douces. Ces médecines dites alternatives ou parallèles s'accompagnent souvent d'une remise en question de la conception matérialiste de l'homme et d'une révision des façons de vivre. Dans une Afrique où il est statistiquement reconnu que 80 % de la population

[59] ORGANISATION MONDIALE DE LA SANTE, *56ème assemblée mondiale de la santé, 31 mars 2003 : « Médecine traditionnelle / Rapport du secrétariat ».*
http://apps.who.int/gb/archive/pdf_files/WHA56/fa5618.pdf

continue d'utiliser des médicaments traditionnels plutôt que des médicaments modernes pour les soins de santé primaires, il est donc pertinent et intéressant d'observer le développement de la médecine chinoise en rapport avec la médecine occidentale qui occupe encore l'avant-scène en soins de santé, et en rapport avec la médecine traditionnelle africaine à laquelle les Africains dans leur grande majorité n'ont jamais cessé de recourir. On se trouve en présence d'un système parallèle de soins auquel les populations africaines ont largement recours et dans lequel elles se reconnaissent mieux.

La prospection dans le face-à-face que se font les trois médecines en Afrique m'a aussi amené à insister sur les questions principales qui intéressent en matière de coopération entre l'Afrique et la Chine. En Afrique, dans les soins de santé offerts aux populations, vu le développement accéléré et l'implantation de la médecine chinoise dans les grandes villes, va-t-on vers un nouvel équilibre entre la médecine traditionnelle africaine, la médecine européenne et la médecine chinoise ? Cette question déjà posée dans l'introduction mérite désormais une prospection adéquate pour pointer les atouts et les avantages qui en découlent. De plus en plus, on remarque que certains Africains riches voyagent en Chine, pour les soins de santé. En effet, la catégorie des Africains qui se rendent en Chine pour les soins de santé concernant les maladies graves tend à augmenter ces derniers temps. Que trouve-t-on d'intéressant en matière de soins de santé en Chine ? Cela prouve que l'expertise chinoise en matière des soins de santé tend de plus en plus à être reconnue en Afrique. Va-t-on vers un ballottage de l'expertise européenne en matière des soins de santé ? L'importance de cette question mérite toute l'attention lorsqu'on voit comment la Chine accumule les succès en Afrique. Dans sa conquête du monde, la percée de la Chine en Afrique est plus remarquable. Pour conquérir l'Afrique, la Chine n'a pas choisi la confrontation ni la manière forte, au contraire, elle applique une puissance douce pleine de finesse, un cocktail d'une redoutable efficacité qui marie séduction, savoir et savoir-faire. Grâce à sa diaspora, la plus grande au monde, la Chine mise, certes, sur l'aide au développement, mais elle mise surtout sur la diffusion de sa culture millénaire et la mise en valeur de son patrimoine dont fait partie la médecine traditionnelle chinoise. Pour les pays africains, la Chine apparaît aujourd'hui comme un refuge et un partenaire sûrs.

Sur le marché des soins de santé dans les grandes villes africaines, on rencontre aujourd'hui la médecine occidentale, la médecine chinoise et la médecine traditionnelle africaine, et même à d'autres endroits comme en Afrique de l'Est, la présence de la médecine d'origine indienne. Contrairement à la très grande majorité des villages africains où domine encore largement la pratique de la médecine traditionnelle africaine en soins de santé, le pluralisme médical est désormais une réalité palpable dans les grandes villes africaines. À travers un système de soins de santé devenu de plus en plus syncrétique et pluriel, les Africains vont d'une médecine à l'autre suivant les opportunités et leur pouvoir d'achat, suivant leur richesse et leur pauvreté, suivant leur vision du monde et leur situation socio-économique, suivant les rumeurs et les humeurs. Ce large choix dans le recours aux différentes expertises en soins de santé, surtout dans les grandes villes, présente des inconvénients tout comme des avantages qui méritent d'être examinés dans ce que j'appelle « l'hybridation africaine » des soins de santé. C'est pourquoi il me semble que les questions et les défis que soulève sur le terrain le face-à-face entre la médecine traditionnelle africaine, la médecine européenne et la médecine chinoise méritent désormais une attention particulière pour en évaluer la portée, mais aussi une prospection pour déceler les richesses que ce face-à-face offre aux populations africaines en matière des soins de santé. Dès lors, comment faire en sorte que ces médecines collaborent et répondent aux objectifs communs à définir ? Comment rencontrer les préalables du partage des connaissances qui dessinerait un cadre d'une possible collaboration ? Mais la question principale qui reste poser est la suivante : comment faire contribuer ces trois médecines à une stratégie de disponibilité d'une offre de services des soins de santé de qualité et abordable pour tous ? Je conclus avec ces paroles du médecin belge Pieter Gustaaf Janssens : « *La médecine, dans son universalité, s'enracine dans des contextes anthropo-culturels, socio-économiques, écologiques spécifiques à chaque milieu, et revêt, par voie de conséquence, des aspects très divers de la santé publique, qui ne sont somme toute que la manifestation d'un pluralisme digne d'attention et de respect* »[60]. Il sied donc de retenir une fois pour toutes que toutes les médecines sont nées d'un instinct propre à l'homme de se soigner et de prévenir les maladies. La contribution des expertises de toutes les médecines

---

[60] PIETER GUSTAAF JANSSENS, « Introduction » in PIETER JANSSENS, MAURICE KIVITS, VUYLSTEKE, JULIUS (éds), *Médecine et hygiène en Afrique centrale de 1885 à nos jours*, vol. I, Bruxelles, Fondation Roi Baudouin, 1992, p. XXV.

s'invite donc au mouvement en faveur d'une médecine accessible à tous, mouvement qui, actuellement en Afrique, fait face à l'insuffisance quantitative des services offerts.

BIBLIOGRAPHIE

ANDRE AUDOYNAUD, *Éloge de la médecine coloniale*, Paris, L'Harmattan, 2011.

ANGHARAD REES LOWRI, « Face aux défis des systèmes publics de santé, quel rôle pour la médecine traditionnelle dans les pays en développement ? » in Dominique Kerouedan, (dir.), *Santé Internationale : Les enjeux de santé au Sud*, Paris, Les Presses de Sciences-Po, 2011, p.

ASNOM (Paris), « Médecine coloniale » in *site non officiel Troupes de Marine*, http://www.troupesdemarine.org/traditions/histoire/hist012.htm

BENJAMIN ALEXANDRE NKOUN (dir.), *Santé plurielle en Afrique. Perspective pluridisciplinaire,* Paris, L'Harmattan, 2011

BERTRAND HURPY, *Médecine chinoise, médecine occidentale : réflexions et perspectives,* AbeBooks,2014

CECILE, « Échanges avec J-P. Dozon : le rôle de la médecine traditionnelle en Afrique subsaharienne » in *Étudiants et Développement,* http://www.etudiantsetdeveloppement.org/node/3089, publié le Jeudi, 14 avril, 2011

EDITH DJUIDJE, « Les hôpitaux chinois envahissent Yaoundé » in *méridiens.org* http://www.meridiens.org/mrd/spip.php?breve115

FRANÇOIS WASSOUNI, « La présence chinoise au Cameroun et son influence sur les pratiques de santé » in *Revue de Sociologie, d'anthropologie et de psychologie*, n° 2, Université Cheik Anta Diop de Dakar, 2010, p. 101.

FRANCOISE BOURDARIAS, JEAN-PIERRE DOZON, FREDERIC OBRINGER, *La médecine chinoise au Mali. Les économies d'un patrimoine culturel.* FMSH- WP-2014-64. https://halshs.archives-ouvertes.fr/halshs-00952898/document

GILLES BIBEAU, ELEN CORIN, MULINDA HABI BIGANZA, MABIALA MANDELA, MAHOYA, MUKUNA, MUKANA KA MATUMONA, NSIALA MIAKA MAKENGO, *La médecine traditionnelle au Zaïre : fonctionnement et contribution potentielle aux services*, Ottawa, CRDI (Centre de recherches et de développement international), 1979

GUILLAUME LACHENAL, *Le médicament qui devait sauver l'Afrique. Un scandale pharmaceutique aux colonies*, Paris, Les empêcheurs de penser en rond, Paris, Découvertes, 2014

HILAIRE DE PRINCE POKAM, « La médecine chinoise au Cameroun », *Perspectives chinoises* [En ligne], n°2011/3, *p.54-62*

JACQUES GONZALÈS, *Initiation à l'histoire de la médecine et des idées. Comprendre pour mieux savoir*, 2ème édition revue et corrigée, Paris, Heures de France, 2005.

JEAN BENOIST, *Soigner au pluriel : essai sur le pluralisme médical*, Paris, Karthala,1996

JEAN-LUC VELLUT, « La médecine européenne dans l'État indépendant du Congo » in Janssens, P.G., Kivits, M., Vuylsteke, J., *Médecine et hygiène en Afrique centrale de 1885 à nos jours*, vol. 1, Bruxelles, Fondation Roi Baudouin, 1992, p.61-81. http://lib.itg.be/open/MHAC/1992mhac0061.pdf

JEAN-PAUL BADO (dir.), *Les conquêtes de la médecine moderne en Afrique*, Paris, Karthala, 2006

JEAN-PAUL BADO (dir.), *Médecine coloniale et grandes endémies en Afrique 1900-1960. Lèpre, trypanosomiase humaine, onchocercose*, Paris, Karthala, 1996

JEAN-PIERRE DOZON, « Ce que valoriser la médecine traditionnelle veut dire », in *Politique africaine* (revue publiée par les éditions Karthala), n°28, 1987, p.9-20. http://www.politique-africaine.com/numeros/pdf/028009.pdf

JOEL IPARA MOTEMA, « Les contraintes à l'exercice de la médecine traditionnelle à Kinshasa », in *Médecine d'Afrique Noire*, 52, n° 12, Paris- France.

« L'Africain d'aujourd'hui entre Médecine traditionnelle et Médecine Occidentale » in *Afrique & Science* - Band 1, 2012. http://africa-and-science.com/?p=6748

LUDOVIC LADO, *Le pluralisme médical en Afrique. Hommage à Éric de Rosny*, Paris, Karthala et PUAC, 2011.

MACIOCIA GIOVANNI, *La pratique de la médecine chinoise*, Éditions Satas, (Belgique), 1999.

MACIOCIA GIOVANNI, *Les principes fondamentaux de la médecine chinoise*, Éditions Satas, (Belgique), 1992.

MAMADOU KOUMARÉ, *Pour mieux comprendre et mieux se soigner par les pratiques de la médecine traditionnelle africaine*, Wavrin, La ruche aux livres, 2006.

MARC GENTILLINI, MARTIN DANIS, DOMINIQUE RICHARD-LENOBLE, ÉRIC CAUMES, PIERRE BÉGUÉ JEAN-ÉTIENNE TOUZE Jean-Étienne Touze, DOMINIQUE KEROUÉDAN, *Médecine tropicale*, 6ème édition, Paris, Lavoisier, 2012

MARIKO MAMADOU, « Accès aux soins et qualité : résultats d'une étude empirique menée à Bamako (Mali) », in Audibert Martine, de Roodenbeke Éric, Mathonnat Jacky, (eds.), *Le Financement de la santé dans les pays d'Afrique et d'Asie à faible revenu*, Paris, Karthala, 2003, p. 41-58.

MONIQUE VAN DRMAEL, *La médecine coloniale, ou la tradition exogène de la médecine moderne dans le Tiers Monde,* [Studies in Health Services Organisation & Policy, 1, 1997], Antwerp (Belgium), ITGPress, 1997

NICOLAS MONTEILLET, *Le pluralisme thérapeutique au Cameroun. Crise hospitalière et nouvelles pratiques populaires,* Paris, Karthala, coll. « Hommes et sociétés », 2005.

PIERRE HUARD, « Histoire de la médecine orientale et occidentale » in École pratique des hautes études. 4e section, Sciences historiques et philologiques. Annuaire 1968-1969, 1969, p.493-497

PIETER JANSSENS, MAURICE KIVITS, VUYLSTEKE, JULIUS (eds), *Médecine et hygiène en Afrique centrale de 1885 à nos jours*, vol. I, Bruxelles, Fondation Roi Baudouin, 1992.

PRIYA SHETTY, « Place de la médecine traditionnelle dans le système de santé : faits et chiffres » in *Science et Développement* (SciDevNet) publié le 30 juin 2010, http://www.scidev.net/afrique-sub-saharienne/maladie/article-de- fond/place-de-la-m-decine-traditionnelle-dans-le-syst-me-de-sant-faits-et- chiffres.html

YUAN WU, *La Chine et l'Afrique, 1956-2006*, China Intercontinental Press, 2006

YVETTE PARES, *Science occidentale et médecine traditionnelle africaine. Mobiliser les savoirs pour la santé du monde*, sur le blog EBOGA.FR
http://www.eboga.fr/Therapeuein/science-occidentale-et-medecine- traditionnelle-africaine.html

YVETTE PARES, *Perles de sagesse de la médecine traditionnelle africaine*, Paris, Éditions Yves Michel, 2009

TABLE DES MATIÈRES

Santé et Médecine

aux éditions L'Harmattan

Dernières parutions

MALADIES AUTO-IMMUNES
Quand notre système de défense nous trahit
Tron François
Le système immunitaire nous protège contre les virus, les bactéries et les parasites. Il peut parfois tourner ses armes contre l'organisme qu'il est censé défendre et y induire des lésions. Les maladies qui en résultent sont dites auto-immunes. Elles sont fréquentes et ensemble constituent la troisième cause de morbidité derrière les maladies cardiovasculaires et cancéreuses. Ce livre parcourt aussi les voies que la recherche emprunte pour corriger les désordres cellulaires et moléculaires observés au cours de chaque maladie auto-immune.
(Coll. Acteurs de la Science, 22.50 euros, 212 p.)
ISBN : 978-2-343-07769-7, ISBN EBOOK : 978-2-336-39806-8

LE DROIT DE LA GÉNÉTIQUE
À la recherche d'une branche du droit
Bricker Guillaume - Préface de Gérald Teboul
En matière de génie génétique, les questions éthiques et polémiques se multiplient à mesure que la technique évolue et embrasse de nombreux sujets : reproduction, OGM, tests génétiques, clonage... Le droit est-il suffisamment en avance pour y répondre ? Cet ouvrage permet de mieux connaître les règles et en assure la promotion, tout en mettant en garde contre les glissements éthiques. Il offre un panorama complet du cadre juridique applicable à la génétique. L'ensemble des textes permet de mieux comprendre les enjeux et quelquefois les limites de la législation.
(Coll. Le Droit aujourd'hui, 65.00 euros, 852 p.)
ISBN : 978-2-343-06705-6, ISBN EBOOK : 978-2-336-39860-0

BIOÉTHIQUE ET TRANSDISCIPLINARITÉ
Brelet Claudine, Patrick Curmi, Fatima Zhora Elkebir, Salwa Hamrouni, Mourad Merdaci - Préface de Christian Byk
Réflexion transdisciplinaire sur les rapports entre les sciences de l'homme et son environnement, cet ouvrage défend une bioéthique ouverte à la société civile. Il reflète les défis moraux auxquels sont maintenant confrontées les biotechnologies, depuis les OGM jusqu'à la PMA. Les chercheurs rappellent que la révolution biotechnologique peut et doit contribuer à améliorer la qualité de la vie, présente

et future. La bioéthique questionne finalement la nature même de l'être humain et offre la perspective d'un nouvel avenir.
(Coll. Cultures et Médecines, 17.00 euros, 154 p.)
ISBN : 978-2-343-07225-8, ISBN EBOOK : 978-2-336-39901-0

TRANSGRESSIONS DES FRONTIÈRES DU CORPS
La chirurgie esthétique
Mitz Vladimir
Les frontières de la chirurgie esthétique délimitent, avec difficulté, une spécialité chirurgicale qui est expansive. Cette chirurgie transgressive dérange les concepts philosophiques du «accepte-toi tel que tu es», elle bénéficie d'innovations tumultueuses telles les homogreffes du visage ou des membres, elle est constamment soumise à l'œil éveillé des médias. Cet ouvrage se propose d'en exposer les facettes en explorant ses mythes, ses bases conscientes et inconscientes et ses limites.
(Coll. Eidos série Retina, 16.50 euros, 156 p.)
ISBN : 978-2-343-07729-1, ISBN EBOOK : 978-2-336-39759-7

VERS LA CÉCITÉ
Un étrange parcours – Récit
Abbadie-Douce Paulette
Dans son précédent ouvrage « Voyage vers la cécité », l'auteur se penchait sur le choc éprouvé à l'annonce du verdict de cette maladie des yeux qui l'affecte : la « DMLA ». Dans ce nouvel ouvrage, elle nous dévoile d'étranges phénomènes qui l'assaillent et la troublent. À la suite de recherches, elle découvre avec stupéfaction que ces phénomènes sont une conséquence prévisible de la maladie des yeux qui l'affecte. Alors pourquoi ce silence autour de ces phénomènes reconnus par les spécialistes ?
(8.00 euros, 50 p.)
ISBN : 978-2-343-07608-9, ISBN EBOOK : 978-2-336-39792-4

MÉDECINE À TRAVERS LES SIÈCLES
Entre rencontres et découverte
Sous la direction de Xavier Riaud
Si la médecine et ses acteurs ont contribué incontestablement au bien-être de l'humanité, les dérives de quelques-uns ou les zones d'ombre amènent inévitablement à une discussion à propos de l'éthique qui doit la régir. Forts de ce postulat, les auteurs de cette collection ont souhaité décrire les avancées et les évolutions des sciences médicales.
(Coll. Médecine à travers les siècles, 19.00 euros, 182 p., Illustré en couleur)
ISBN : 978-2-343-07425-2, ISBN EBOOK : 978-2-336-39465-7

LA DÉPRESSION
Une pathologie à visage multiple
Lamessi Alain - Préfaces du docteur Thierry Malassiné
et du professeur Michel Dieudonné Vohito
Le présent ouvrage tente de présenter les multiples visages de la dépression. Pour cela, Alain Lamessi retrace la longue histoire de cette maladie qui n'a cessé de

se métamorphoser au fil des ans, avant de questionner la problématique de la classification. Passant ensuite en revue les facteurs, corrélats et autres théories, il lève un bout de voile sur la complexité de ce trouble de l'humeur, tout en faisant un détour dans ses spécificités africaines.
(26.50 euros, 270 p.)
ISBN : 978-2-343-06235-8, ISBN EBOOK : 978-2-336-39178-6

SCIENCE ET HUILES ESSENTIELLES
Baumann Alexandre
Les huiles essentielles sont fortes là où les médicaments sont faibles : maux de dos, maladies cardiovasculaires, infections chroniques, anxiété « ordinaire »... Cela est étayé par de nombreuses études scientifiques. Pourtant elles continuent à être vues comme de simples substances agréablement odorantes. Ce livre combat cette injustice en détaillant une centaine d'études scientifiques démontrant de réels effets thérapeutiques.
(17.50 euros, 172 p.)
ISBN : 978-2-343-07469-6, ISBN EBOOK : 978-2-336-39322-3

LA MALTRAITANCE DES PERSONNES ÂGÉES
L'envers du décor
Sauveur Yannick - Postface de Pascal Lardellier
Ce livre interroge les causes de la maltraitance des personnes âgées. L'auteur cible les responsabilités de l'État et la faiblesse des moyens mis au service des personnes âgées. Il offre ainsi une réflexion sur le jeunisme, l'âgisme et la société marchande. Fort de son expérience du milieu médicosocial, l'auteur apporte un éclairage original sur l'envers du décor, les personnels maltraités. De nombreux témoignages illustrent son propos.
(Coll. Des Hauts et Débats, 19.00 euros, 186 p.)
ISBN : 978-2-343-07283-8, ISBN EBOOK : 978-2-336-39357-5

ACCOMPAGNER LA VIE JUSQUE-LÀ
Feroumont Bernadette - Préface de Gabriel Ringlet
Ouvrir ce livre, c'est plonger dans l'univers de l'accompagnement de la fin de vie et comprendre combien des attitudes simples et spontanées peuvent compter pour le patient, l'entourage ou l'équipe soignante. Les récits parlent de tendresse et de moments heureux, mais aussi de tristesses, de colères, d'injustices. Ouvrir ce livre, c'est aussi découvrir que le temps nous rappelle l'urgence de savourer la vie : il nous invite à porter sur nos rencontres et nos gestes un regard intérieur qui leur donnera du sens.
(Coll. Encres de vie, 16.50 euros, 162 p.)
ISBN : 978-2-336-30839-5, ISBN EBOOK : 978-2-336-39254-7

LES ÎLES DÉSERTES
Avela Guilloux, Rébecca Stella
Léa a 9 ans. Un jour, elle découvre qu'elle est diabétique. À partir de ce moment-là, sa vie change, devient compliquée. Elle doit faire face à sa colère, ses propres peurs, à un traitement difficile, à des contraintes auxquelles elle ne s'attendait pas, aux réflexions pas toujours délicates de son entourage. Léa va devoir apprendre

à vivre avec ce diabète, cette « sale bête » qui l'accompagne désormais. Dans son imaginaire d'enfant, Léa devient Super Léa, une super-héroïne du quotidien, une dompteuse... La « sale bête » n'a qu'à bien se tenir ! «Écrite par deux mères d'enfants qui souffrent de ce mal, la pièce a des accents de vérité d'autant plus convaincants que le rôle de la fillette est endossé par Rébecca Stella, l'une des mamans qui est de surcroît une comédienne d'une subtile envergure.» (Pariscope). «Un joli spectacle.» (www.froggydelight.com)
(15.00 euros) ISBN : 978-2-336-2-97408

SE LIBÉRER D'UNE ADDICTION SANS DROGUE
Baclofène et boulimie : une expérience
Goffart Claude
Ce livre retrace l'itinéraire d'une «toxico de la bouffe», aidée dans son combat par l'usage du baclofène, molécule ancienne redécouverte par un professeur alcoolique. Elle s'avère efficace pour supprimer l'envie irrésistible qui mène à la bouteille mais semble aussi apte à aider les boulimiques. Décrit dans ces pages, ce traitement demande surtout de la ténacité et un travail sur soi attentif mené avec un thérapeute et en lien avec une association dédiée aux utilisateurs de ce traitement.
(20.50 euros, 198 p.)
ISBN : 978-2-343-06233-4, ISBN EBOOK : 978-2-336-38817-5

AUTISME
Le sacrifice invisible
Trajectoires des familles et regards croisés des professionnels
Jean-Bart Christiane
Malgré des évolutions positives dans l'accompagnement des enfants autistes, l'auteure sort de l'institution et va à la rencontre des familles. Retracer leurs trajectoires lui semble indispensable à la compréhension de l'environnement de l'enfant autiste. Il s'agit d'avoir une vision globale de l'enfant autiste, de prendre en compte tout ce qui influe sur lui dans des cadres comme l'institution qui le prend en charge, sa famille, l'école, son voisinage...
(Coll. Réseau Tessitures, 25.00 euros, 256 p.)
ISBN : 978-2-343-06565-6, ISBN EBOOK : 978-2-336-38662-1

FRAGMENTS POUR UNE HISTOIRE DE LA GÉRONTOLOGIE (Volume 1)
OAREIL
Ce livre raconte avec force anecdotes la naissance de l'action gérontologique : les errements, les oppositions et les luttes des acteurs qui ont ouvert cette voie nouvelle. Ce tome rassemble les entretiens individuels de ces femmes et hommes, pionniers chacun dans leur domaine. Ils narrent leurs parcours, leurs rencontres, la manière dont ils s'y sont pris pour construire pas à pas des actions, des services, des organisations sur des terrains en friche.
(Coll. La gérontologie en actes, 23.50 euros, 220 p.)
ISBN : 978-2-343-06908-1, ISBN EBOOK : 978-2-336-38920-2

L'HARMATTAN ITALIA
Via Degli Artisti 15; 10124 Torino
harmattan.italia@gmail.com

L'HARMATTAN HONGRIE
Könyvesbolt ; Kossuth L. u. 14-16
1053 Budapest

L'HARMATTAN KINSHASA
185, avenue Nyangwe
Commune de Lingwala
Kinshasa, R.D. Congo
(00243) 998697603 ou (00243) 999229662

L'HARMATTAN CONGO
67, av. E. P. Lumumba
Bât. – Congo Pharmacie (Bib. Nat.)
BP2874 Brazzaville
harmattan.congo@yahoo.fr

L'HARMATTAN GUINÉE
Almamya Rue KA 028, en face
du restaurant Le Cèdre
OKB agency BP 3470 Conakry
(00224) 657 20 85 08 / 664 28 91 96
harmattanguinee@yahoo.fr

L'HARMATTAN MALI
Rue 73, Porte 536, Niamakoro,
Cité Unicef, Bamako
Tél. 00 (223) 20205724 / +(223) 76378082
poudiougopaul@yahoo.fr
pp.harmattan@gmail.com

L'HARMATTAN CAMEROUN
TSINGA/FECAFOOT
BP 11486 Yaoundé
699198028/675441949
harmattancam@yahoo.com

L'HARMATTAN CÔTE D'IVOIRE
Résidence Karl / cité des arts
Abidjan-Cocody 03 BP 1588 Abidjan 03
(00225) 05 77 87 31
etien_nda@yahoo.fr

L'HARMATTAN BURKINA
Penou Achille Some
Ouagadougou
(+226) 70 26 88 27

L'HARMATTAN SÉNÉGAL
10 VDN en face Mermoz, après le pont de Fann
BP 45034 Dakar Fann
33 825 98 58 / 33 860 9858
senharmattan@gmail.com / senlibraire@gmail.com
www.harmattansenegal.com

Achevé d'imprimer par Corlet Numérique - 14110 Condé-sur-Noireau
N° d'Imprimeur : 138060 - Dépôt légal : avril 2017 - *Imprimé en France*

www.ingramcontent.com/pod-product-compliance
Lightning Source LLC
LaVergne TN
LVHW051351061026
849535LV00009B/3129